T0280857

Komplikationen in der Neurologie

Frank Block

(Hrsg.)

Komplikationen in der Neurologie

Mit 75 Abbildungen

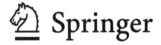 Springer

Herausgeber
Frank Block
Schwerin

ISBN 978-3-662-47879-0   ISBN 978-3-662-47880-6 (eBook)
DOI 10.1007/978-3-662-47880-6

Die Deutsche Nationalbibliothek verzeichnet diese Publikation in der Deutschen Nationalbibliografie;
detaillierte bibliografische Daten sind im Internet über ▶ http://dnb.d-nb.de abrufbar.

Springer Medizin
© Springer-Verlag Berlin Heidelberg 2016

Zeichnerin: Christine Goerigk, Ludwigshafen
Umschlaggestaltung: deblik Berlin
Fotonachweis Umschlag: © sudok1 / iStock
Satz: Crest Premedia Solutions (P) Ltd., Pune, India

Gedruckt auf säurefreiem und chlorfrei gebleichtem Papier

Springer Medizin ist Teil der Fachverlagsgruppe Springer Science+Business Media
www.springer.com

Vorwort

Es kommt nicht darauf an, dem Leben mehr Jahre zu geben, sondern den Jahren mehr Leben.
(Altes norwegisches Sprichwort)

Die Diagnostik und Therapie in der Neurologie hat sich in den letzten 20 Jahren mit einer enormen Dynamik entwickelt. Die Fortschritte im Bereich der Therapie sind in vielen Fällen mit einer spezifischeren Wirkung und besseren Wirksamkeit vergesellschaftet. Allerdings stehen dem gelegentlich stärkere Nebenwirkungen gegenüber. Die ganze Situation wird durch den demografischen Wandel und die damit einhergehende Zahl von Menschen mit Multimorbidität bzw. Polypharmazie verkompliziert.

Dieses Buch möchte Komplikationen auf dem neurologischen Gebiet vorstellen, die auf die jeweilige Diagnostik bzw. Therapie zurückzuführen sind. Größtenteils sind sie im Zusammenhang mit neurologischen Erkrankungen zu sehen, es wurden aber auch Komplikationen im Rahmen von anderen Erkrankungen ausgewählt, allerdings nur solchen, die mit neurologischen Symptomen auffällig wurden. Vorrangig geht es dabei nicht um Behandlungsfehler, sondern um Ereignisse, die auch bei sorgfältiger und sachgerechter Anwendung auftreten können. Ziel ist es, den Leser dafür zu sensibilisieren und das Auftreten solcher Komplikationen unter Beachtung der möglichen Risikofaktoren möglichst zu vermeiden bzw. die Patienten angemessen darüber aufzuklären.

Alle Kapitel sind so aufgebaut, dass eine Falldarstellung in das jeweilige Thema einführt. Anschließend wird dieser Fall vor dem Hintergrund der Literatur analysiert, Empfehlungen zur Behandlung bzw. Vermeidung der Komplikationen folgen. Am Ende fassen einige Merksätze die wichtigsten Aspekte plakativ zusammen.

Frank Block
Schwerin, im Mai 2015

Mitarbeiterverzeichnis

Prof. Dr. med. Frank Block
Neurologische Klinik
Helios-Kliniken Schwerin
Wismarsche Str. 393–397
19049 Schwerin

PD. Dr. med. Manuel Dafotakis
Neurologische Klinik
Universitätsklinikum Aachen
Pauwelsstr. 30
52074 Aachen

Prof. Dr. med. Jürgen H. Faiss
Klinik für Neurologie und Neurophysiologie
Asklepios Fachklinikum Teupitz
Buchholzer Str. 21
15755 Teupitz

Dr. med. Jörg Gabriel
Neurologische Klinik
Helios-Kliniken Schwerin
Wismarsche Str. 393–397
19049 Schwerin

Prof. Dr. med. Christina Haubrich
Visiting Professor, Clare Hall College & Feodor-Lynen-Fellow
Brain Physics Laboratory, Addenbrooke's Hospital
University of Cambridge
Clare Hall College, Herschel Road
Cambridge CB3 9AL, Großbritannien

Dr. med. Stefan Preuße
Neurologische Klinik .
Helios-Kliniken Schwerin
Wismarsche Str. 393–397
19049 Schwerin

Prof. Dr. med. Jörn Peter Sieb
Klinik für Neurologie
Helios Hanseklinikum Stralsund
Große Parower Str. 47–53
18435 Stralsund

Abkürzungsverzeichnis

A.	Arteria
ACE	»angiotensin converting enzyme«
ACI	Arteria carotis interna
ASR	Achillessehnenreflex
BSR	Bizepssehnenreflex
BWK	Brustwirbelkörper
BWS	Brustwirbelsäule
CCT	kraniale Computertomografie
CK	Creatininkinase
cMRT	kraniale Magnetresonanztomografie
COMT	Catechol-O-Methyltransferase
COPD	chronisch-obstruktive Lungenerkrankung
CT	Computertomografie
CTC	Common Toxicity Criteria
CTCAE	Common Terminology Criteria of Adverse Events
CTG	Kardiotokografie
DDS	dopaminerges Dysregulationssyndrom
DNA	»desoxyribonucleic acid« (Desoxyribonukleinsäure)
DIR	»dual inversion recovery«
ED	Einzeldosis
EDSS	Extended Disability Status Scale
EEG	Elektroenzephalogramm
EKG	Elektrokardiogramm
EMG	Elektromyografie
EVD	externe Ventrikeldrainage
FLAIR	»fluid attenuated inversion recovery«
GBM	glomeruläre Basalmembran
G-CSF	Granulozyten-koloniestimulierender Faktor
GD	Gadolinium
GFR	glomeruläre Filtrationsrate
Gpt	Gigapartikel
Hb	Hämoglobin
HIV	»human immunodeficiency virus«
Hk	Hämatokrit
HWK	Halswirbelkörper
HWS	Halswirbelsäule

H&Y-Stadium	Hoehn-und-Yahr-Stadium
ICB	intrazerebrale Blutung
IE	Internationale Einheit
INR	»international normalized ratio«
ISG	Iliosakralgelenk
i.v.	intravenös
JCV	JC-Virus
KDOQI	Kidney Disease Outcome Quality Initiative
KG	Körpergewicht
KOF	Körperoberfläche
L-Dopa	Levodopa
LWK	Lendenwirbelkörper
LWS	Lendenwirbelsäule
M.	Musculus
MAO-Hemmer	Monoaminooxidase-Hemmer
MCP	Metoclopramid
MRT	Magnetresonanztomografie
MS	multiple Sklerose
NASCET	North American Symptomatic Carotid Endarterectomy Trial
NIHSS	National Institute of Health Stroke Scale
NOAK	neue orale Antikoagulanzien
pAVK	periphere arterielle Verschlusskrankheit
PCP	Pneumocystis-carinii-Pneumonie
PCR	Polymerase-Kettenreaktion
PML	Progressive multifokale Leukoenzephalopathie
PSR	Patellarsehnenreflex
PTA	perkutane transluminale Angioplastie
PTT	partielle Thromboplastinzeit
RNA	»ribonucleic acid« (Ribonukleinsäure)
rtPA	»recombinant tissue-type plasminogen activator«
SAB	Subarachnoidalblutung
s.c.	subkutan
TEE	transösophageale Echokardiografie
TEP	totale Endoprothese
TIA	transitorische ischämische Attacke

TIRM	turbo inversion recovery magnitude
TMZ	Temozolomid
t-PA	»tissue-type plasminogen activator«
TSH	tyreoidstimulierendes Hormon
TSR	Trizepssehnenreflex
UPDRS	Unified Parkinson Disease Rating Scale
V.	Vena
VAS	visuelle Analogskala
VOR	vestibulookulärer Reflex
VZV	Varizella-Zoster-Virus
Z.n.	Zustand nach
ZNS	zentrales Nervensystem
ZVK	zentraler Venenkatheter

Inhaltsverzeichnis

Serviceteil

Postpunktionelles Syndrom

S. Preuße

F. Block (Hrsg), *Komplikationen in der Neurologie*,
DOI 10.1007/978-3-662-47880-6_1, © Springer-Verlag Berlin Heidelberg 2016

1.1   Falldarstellung

■ **Anamnese**

Der 40-jährige Herr H., der bisher keine Vorerkrankungen aufwies, kam zur Diagnostik einer progredienten Tetraparese in unsere Klinik. Der Patient war 6 Monate zuvor an einer schleichenden schmerzlosen Fußheberschwäche links erkrankt. Nach Physiotherapie und chiropraktischen Maßnahmen sei es zu einer kompletten Erholung gekommen. Dann sei eine Schwäche im Bereich der Hüftbeugung links mit stetiger Verschlechterung aufgetreten. Die Schwäche sei von brennenden Schmerzen auf dem Oberschenkel und am Rücken begleitet.

■ **Befunde**

Bei stationärer Aufnahme sahen wir einen leicht adipösen Patienten mit einer Gynäkomastie und ohne kardiopulmonale Dekompensationszeichen. Die Halswirbelsäule war leicht klopfschmerzhaft, aber frei beweglich. Im neurologischen Untersuchungsbefund imponierte eine schmerzlose, proximale Tetraparese, betont an der unteren Extremität von Kraftgrad 1/5. Es bestand eine Hypästhesie an den Händen und dem linken Bein. Der Muskeltonus war schlaff, Pyramidenbahnzeichen bestanden nicht. Der Bizeps- (BSR) und Patellarsehnenreflex (PSR) waren seitengleich schwach auslösbar; der Trizeps- (TSR) und Achillessehnenreflex (ASR) seitengleich nicht auslösbar.

Am 2. stationären Tag führten wir unter dem Verdacht auf eine Polyradikulitis eine Lumbalpunktion ohne primäre Komplikationen und ohne Hinweise für ein entzündliches Geschehen durch. Paraklinisch bestand eine deutliche Erhöhung des Myoglobins (467.900 µg/l) und der Kreatinkinase (CK, 186 µmol/l) ohne eruierbare Traumata oder vorherige neue Medikamente bzw. vorhergehende Infekte. In der Elektromyografie (EMG) zeigten sich Potenzialveränderungen, im Sinne einer myogenen Schädigung.

In der Magnetresonanztomografie (MRT) des Myelons, einen Tag nach der Lumbalpunktion, war überraschend ein epidurales Hämatom auf Höhe der Halswirbelkörper (HWK) 6/7 bis zum Brustwirbelkörper (BWK) 10 mit langstreckiger, hochgradiger spinaler Enge festzustellen. Hinweise für eine Myelopathie ergaben sich nicht (❏ Abb. 1.1).

■ **Verlauf**

Nach den Untersuchungsbefunden gingen wir von einer ausgeprägten Myopathie als Erklärung für die klinischen Beschwerden aus. Das epidurale Hämatom konnten wir nicht mit der Klinik korrelieren. Auch verstärkte sich die Parese der Beine nicht. Typische klinische Symptome, wie ein reißender Schmerz während oder nach der Lumbalpunktion, konnten nicht erfragt werden. Wir leiteten bei der ausgeprägten Tetraparese und der laborchemischen Rhabdomyolyse noch vor der Muskelbiopsie die Kortisontherapie ein. Histologisch

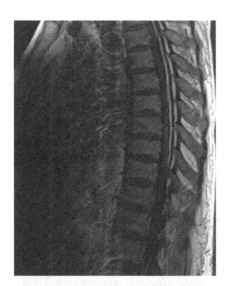

◘ **Abb. 1.1** Spinales epidurales Hämatom

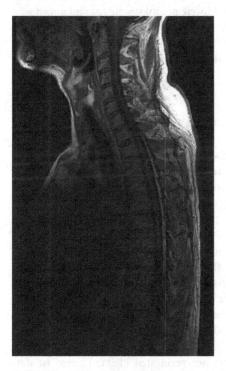

◘ **Abb. 1.2** MRT nach Resorption des epiduralen Hämatoms 9 Tage später

fand sich ein myopathisches Gewebssyndrom mit florider Muskelfa-
serdegeneration. Die Histologie korrelierte mit den zwischenzeitlich
festgestellten positiven Anti-SRP-Antikörpern im Serum. Bezüglich
des epiduralen Hämatoms erfolgte eine MRT-Kontrolle nach 9 Tagen,
in der sich dieses weitgehend resorbiert zeigte (◘ Abb. 1.2).

1.2   Fallanalyse

Bei einer progredienten Tetraparese und ohne klinische Hinweise auf eine Hirndrucksymptomatik bzw. ein spinales Geschehen und dem Verdacht auf eine Polyradikulitis bestand die Indikation für eine Lumbalpunktion. Anamnestisch und klinisch (auch im Nachgang) ergab sich kein Hinweis für eine Erkrankung des Bindegewebes. Der Patient bekam vor und am Tage der Lumbalpunktion keine Medikamente, welche die Blutgerinnung beeinflussen. Die epidurale spinale Blutung nach der Lumbalpunktion blieb ohne klinisches Korrelat und bildete sich ohne Intervention zurück. Einen Zusammenhang mit der zur Aufnahme führenden Klinik sahen wir nicht. Auch entwickelte der Patient keine typische postpunktionelle Symptomatik, wie Kopfschmerz, Übelkeit und Erbrechen.

In der Literatur wird das postpunktionelle Syndrom mit einer Häufigkeit von 1–30% angegeben (Armon u. Evans 2005). Unter anderem können typischerweise lageabhängige Kopfschmerzen, Tinnitus, Übelkeit und Erbrechen auftreten (Strupp u. Katsarava 2009). Sehr viel seltener sind teils schwere neurologische Erkrankungen wie subdurale Hygrome, Sinusvenenthrombose, spinale und zerebrale Blutungen, Hirnnervenausfälle (u. a. Diplopie, Hörstörungen) und Symptome durch Kompression des Hirnstamms (Mahesh et al. 2014).

Risikofaktoren sind

- weibliches Geschlecht,
- junges Alter,
- geringer Body-Mass-Index (Pelzer et al. 2014).

Der postpunktionelle Kopfschmerz beginnt innerhalb von 24 h und hält unbehandelt bis zu 14 Tage an.

In der apparativen Zusatzdiagnostik kann sich bei längerer Krankheitsdauer eine Kontrastmittelaufnahme der Meningen in der MRT zeigen sowie in der Liquorpunktion eine Pleozytose und Erhöhung des Liquoreiweißes bis zu 1000 mg/dl (Strupp u. Katsarava 2009).

Die Häufigkeit des postpunktionellen Syndroms wird von verschiedenen Faktoren beeinflusst. Die Prophylaxe ist die wichtigste Maßnahme. Die atraumatischen dünnen (22 G) Nadeln hinterlassen die geringsten Defekte am Duraschlauch in der Indikation der Liquorentnahme. Noch dünnere Nadeln ergeben einen zu geringen Liquorfluss (Pelzer et al. 2014). Nadeln mit Quincke-Schliff sollten längs eingeführt werden, weil so der Defekt an den längslaufenden Fasern des Duraschlauches am geringsten bleibt. Ebenso ist das Wiedereinführen des Mandrins vor Entfernung der Lumbalpunktionsnadel mit einem geringerem Defekt des Duralschlauches verbunden (Evans et al. 2010). Die Punktion in der Seitlage reduziert die Häufigkeit des postpunktionellen Syndroms (Majd et al. 2011), Bettruhe im Anschluss an die Punktion hat hingegen keinen Einfluss

(Jacobus 2012), ebenso nicht die prophylaktische Anwendung des epiduralen Blutpatches (Boonmak u. Boonmak 2010).

In der Therapie des postpunktionellen Kopfschmerzes kommen verschiedene konservative und invasive Maßnahmen zum Einsatz:

- Die therapeutische Anwendung des Blutpatches (mit der Gabe von 10–30 ml Eigenblut) zeigt einen Effekt gegenüber konservativen Maßnahmen (Alstadhaug et al. 2012, Boonmak u. Boonmak 2010). Komplikationen des Blutpatches sind mit einer mechanischen Kompression im Spinalkanal oder einem sekundären inflammatorischen Prozess beschrieben (Desai et al. 2010). Insgesamt scheint die Anwendung des Blutpatches aber sicher (Strupp u. Katsarava 2009).
- Konservativ haben sich die Gabe von intravenösem Koffein, die Gabe von Theophyllin, Gabapentin und Hydrokortison als wirksam erwiesen (Hunter u. Seupaul 2013).

Die Häufigkeit eines postpunktionellen epiduralen Hämatoms ist selten und wird mit 1/150.000 Punktionen angegeben (An et al. 2013). Klinisch wird typischerweise ein plötzlicher reißender Schmerz vom Nacken bis nach lumbal berichtet, gefolgt von neurologischen Ausfällen, wie einer Paraparese der Beine. Ein MRT sollte in dieser Konstellation sofort erfolgen. Therapeutisch können konservativ die Immobilisation und die Analgesie erfolgen. Bei hochgradigen Paresen ist die operative Therapie zu diskutieren (Kyung et al. 2013; Makris et al. 2014).

1.3 Empfehlungen

Die Indikation und Kontraindikationen zur Lumbalpunktion sollten kritisch geprüft werden. Bei entsprechendem Risikoprofil für das Auftreten des postpunktionellen Syndroms (junge, schlanke Frauen) sollten alle möglichen prophylaktischen Maßnahmen zur Reduktion der Häufigkeit des postpunktionellen Syndroms ausgeschöpft werden:

- dünne atraumatische Nadel mindestens 22 G,
- Wiedereinführen des Mandrins vor Entfernung der Nadel,
- ggf. Punktion in Seitenlage, wenn technisch einfach möglich.

Die postpunktionelle Immobilisation hat ebenso wie die prophylaktische Anwendung des Eigenblutpatches keine sichere Wirksamkeit in der Prophylaxe. In der Therapie sind konservative Maßnahmen (Bettruhe, Medikation: Theophyllin, Koffein, Rehydratation) wirksam. Invasiv steht der Eigenblutpatch zu Verfügung. Sollten neue neurologische Symptome auftreten, ist die sofortige Diagnostik mittels MRT notwendig.

1

Merksätze
- Das postpunktionelle Syndrom ist mit bis zu 30% häufig. Schwere neurologische Ausfälle können hierbei auftreten, sind aber selten.
- Die Prophylaxe ist die wichtigste Maßnahme zur Reduktion der Häufigkeit des postpunktionellen Syndroms (dünne atraumatische Nadel [22 G] mit Wiedereinführen des Mandrins vor Entfernung der Nadel).
- In der Therapie sind konservative Maßnahmen (Bettruhe, Medikation: Theophyllin, Koffein, Rehydratation) wirksam. Invasiv kann der Eigenblutpatch zur Anwendung kommen.

Literatur

Alstadhaug KB, Odeh F, Baloch FK, Berg DH, Salvesen R (2012) Post-lumbar puncture headache. Tidsskr Nor Legeforen 132: 818 – 821

An J, Fang Q, Sullivan EA, Williams JP (2013) Spine surgery may cause more spinal epidural hematomas than spinal puncture. Chin Med J 126(2): 286–289

Armon C, Evans RW (2005) Addendum to assessment: Prevention of post-lumbar puncture headaches: report of the Therapeutics and Technology Assessment Subcommittee of the American Academy of Neurology. Neurology 65: 510–512

Boonmak P, Boonmak S (2010) Epidural blood patching for preventing and treating post-dural puncture headache. Cochrane Database Syst Rev 1: CD001791. doi: 10.1002/14651858.CD001791.pub2

Desai MJ, Dave AP, Martin MB (2010) Delayed radicular pain following two large volume epidural blood patches for post-lumbar puncture headache: a case report. Pain Physician 13(3): 257–262

Evans RW, Armon C, Frohman EM, Goodin DS (2000) Assessment: prevention of post-lumbar puncture headaches: Report of the Therapeutics and Technology Assessment Subcommittee of the American Academy of Neurology. Neurology 55: 909–914

Hunter BR, Seupaul RA (2013) Are there pharmacologic agents that safely and effectively treat post-lumbar puncture headache? Ann Emergency Med 61: 84–85

Jacobus CH (2012) Does bed rest prevent post-lumbar puncture headache? 59(2): 139–140. doi: 10.1016/j.annemergmed.2011.05.010

Kyung HC, Tack GC, Chang HK, Ho KL, Jae GM (2013) Spinal epidural hematoma related to intracranial hypotension. Korean J Spine 10: 203–205

Mahesh PK, Bejoy T, Sylaja PN (2014) Cerebral venous thrombosis in post-lumbar puncture intracranial hypotension: case report and review of literature. F1000 Res: 3–41

Majd SA, Pourfarzam S, Ghasemim H, Yarmohammadi ME, Davati A, Jaberian M (2011) Evaluation of pre lumbar puncture position on post lumbar puncture headache. J Res Med Sci 16(3): 282–286

Makris A, Gkliatis E, Diakomi M, Karmaniolou I, Mela A (2014) Delayed spinal epidural hematoma following spinal anesthesia, far from needle puncture site. Spinal Cord 52 (Suppl 1): S14–16

Pelzer N, Vandersteene J, Bekooij TJS, Schoonman GG, Wirtz PW, Vanopdenbosch LJ, Koppen H (2014) Are atraumatic spinal needles as efficient as traumatic needlesfor lumbar puncture? Neurol Sci 35(12): 1997–1999. doi: 10.1007/s10072-014-1924-0

Strupp M, Katsarava Z (2009) Postpunktionelles und spontanes Liquorunterdrucksyndrom. Nervenarzt 80: 1509–1519

Steroidmyopathie

J. P. Sieb

F. Block (Hrsg), *Komplikationen in der Neurologie*,
DOI 10.1007/978-3-662-47880-6_2, © Springer-Verlag Berlin Heidelberg 2016

2

2.1   Falldarstellung

■ **Anamnese**

Der 73-jährige Herr F. entwickelte kurz vor dem Jahreswechsel 2013/2014 eine rasch erheblich ausgeprägte oropharyngeale Schwäche. Innerhalb weniger Tage habe er »fast nicht mehr sprechen« können. Beim Trinken sei ihm die Flüssigkeit durch die Nase gekommen. Dagegen seien nur gelegentlich Doppelbilder aufgetreten. Rückblickend erinnerte er sich jedoch, dass er bereits 7 Jahre zuvor zeitweilig unter Doppelbildern gelitten habe. Eine augenärztliche Untersuchung habe damals aber keine Auffälligkeit erbracht und es sei dann über mehrere Jahre hinweg nicht mehr zu Doppelbildern gekommen.

Im Januar 2014 erfolgte wenige Wochen nach Beginn der Symptomatik die Aufnahme in eine neurologische Abteilung. Bei dem typischen Beschwerdebild mit einer »globalen Kraftlosigkeit mit schneller Ermüdbarkeit« wurde während des zweiwöchigen Aufenthalts sehr rasch neurologisch die Diagnose einer Myasthenia gravis gestellt. Autoantikörper gegen den Acetylcholinrezeptor waren nachweisbar und in der niederfrequenten Serienstimulation zeigte sich ein pathologisches Dekrement am M. trapezius und auch am Thenar. Anhaltspunkte für eine paraneoplastische Verursachung ergaben sich nicht. Die Computertomografie (CT) des Thorax war regelrecht ohne Anhalt auf ein Thymom.

Bei der somit serologisch und elektrophysiologisch gesicherten Diagnose einer generalisierten Myasthenia gravis wurde mit einer immunsuppressiven Therapie begonnen, die bei Entlassung Azathioprin 200 mg/Tag kombiniert mit Prednisolon 40 mg/Tag umfasste. Zusätzlich erhielt er im Rahmen der Myasthenie-Therapie den Acetylcholinesterase-Inhibitor Pyridostigminbromid und zwar ein retardiertes Präparat in einer Dosierung von 90–0–0–180 mg kombiniert mit einem unretardierten Präparat in einer Dosierung von 90–60–60–0 mg täglich.

Bereits während der sich anschließenden stationären Rehabilitation ging die oropharyngeale Schwäche zurück. Die weitere Behandlung erfolgte dann hausärztlich. Zehn Wochen nach der Krankenhausentlassung stellte sich die Situation bei einer ambulanten neurologischen Kontrolluntersuchung nicht mehr so günstig dar. Jetzt wurden neben zeitweilig noch auftretenden Doppelbildern über eine allgemeine Schwäche mit Luftnot, nächtliche Muskelkrämpfe, einen vermehrten Harndrang mit einer Dranginkontinenz, Hautblutungen und Knöchelödeme geklagt. Immer noch wurden täglich 40 mg Prednisolon eingenommen. Zwar wurde neurologisch eine Reduktion der Prednisolon-Tagesdosis um zunächst 10 mg empfohlen, jedoch hausärztlich nicht vorgenommen, da die Krankheitssituation dies nicht zugelassen hätte.

Circa 5 Monate nach der Diagnosestellung der Myasthenia gravis und weiterhin unter einer unveränderten Immunsuppression mit Prednisolon von 40 mg/Tag wurde Herr F. bei uns stationär

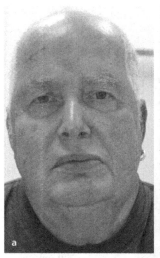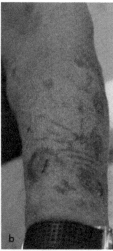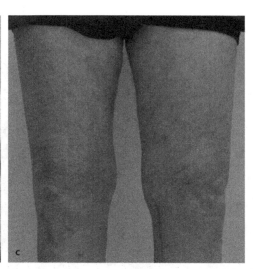

▣ Abb. 2.1 a Ausbildung eines Cushingoids mit typischer Facies. (Mit freundl. Genehmigung des Patienten). **b** Steroidhaut im Bereich der Vorderarme. **c** Hüftgürtelschwäche bei einer Atrophie der Oberschenkelmuskulatur

aufgenommen. Die Muskelschwäche habe wieder zugenommen. Er
könne sich kaum noch aufrichten. Im Bereich der Beine komme es
insbesondere während der Nachtstunden zu unangenehmen, krampf-
artigen Missempfindungen. In der Nacht müsse er bis zu 8-mal Was-
ser lassen.

■ **Befunde**

Bei Aufnahme sahen wir einen 74-jährigen Patienten mit cushingoi-
den Gesichtszügen (▣ Abb. 2.1a) mit einer nicht sonderlich ausgeprägten Steroidhaut im Bereich der Vorderarme (▣ Abb. 2.1b). Die Oberschenkelmuskulatur imponierte als leicht hypotroph (▣ Abb. 2.1c).
Klinisch-neurologisch bestand eine Hüftgürtelschwäche. Ein Aufrichten aus der Hocke war deutlich erschwert und nur unter Zuhilfenahme der Arme möglich. Hinsichtlich der myasthenen Symptomatik bestand eine im Untersuchungsgespräch zunehmende Dysarthrie.
Die Folgebewegungen der Bulbi waren regelrecht ohne Angabe einer
Diplopie. Eine Ptose war auch im Simpson-Test, also durch einen
über 2 Minuten eingehaltenen Aufwärtsblick, nicht provozierbar.

In der niederfrequenten Serienstimulation mit 3 Hz fand sich nun
unter der Aufnahmemedikation kein pathologisches Dekrement im
Bereich des M. frontalis und am M. trapezius. Elektromyografisch
bestand im linken M. vastus lateralis keine pathologische Spontanaktivität. In der Einzelpotenzialanalyse zeigten sich in diesem Muskel
vermehrt niedrige, schmale Potenziale bei einer Polyphasierate von
10% und Entladungsraten von unter 10 Hz, wobei einzelne Potenziale
eine Amplitude über 2 mV aufwiesen (▣ Abb. 2.2). Laborchemisch
war die Serumaktivität der Creatinkinase (CK) normal. Der Anti-
Acetylcholinrezeptor-Antikörpertiter betrug 20 nmol/l (<0,4).

2

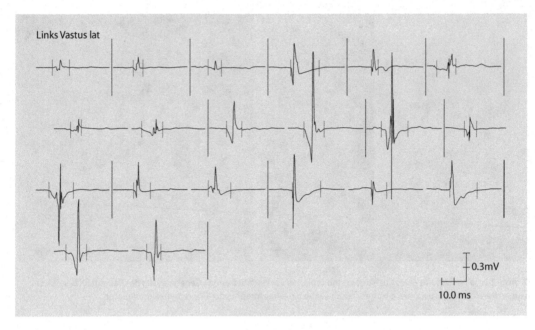

Links Vastus lat

0.3mV

10.0 ms

◨ Abb. 2.2   Elektromyografischer Befund, M. vastus lateralis links, 5-monatige Einnahme von 40 mg Prednisolon/Tag. In der Einzelpotenzialanalyse auffällig niedrige und schmale Potenziale motorischer Einheiten

▪ Verlauf

Zusammenfassend bestanden bei der Aufnahme durch uns ca. 5 Monate nach Diagnosestellung und Therapieeinleitung Hinweise auf

1. eine fortbestehende myasthene Schwäche oropharyngeal mit einer beim längeren Sprechen zunehmenden Dysarthrie, ohne dass elektrophysiologisch ein pathologisches Dekrement noch nachweisbar gewesen wäre,
2. ein Cushingoid nach ca. 5-monatiger Einnahme von 40 mg Prednisolon täglich,
3. ein Symptomenkomplex mit Muskelkrämpfen und einem vermehrten Harndrang am ehesten im Rahmen der Myasthenie-Therapie mit dem Acetylcholinesterase-Inhibitor Pyridostigmin,
4. eine zunehmende Hüftgürtelschwäche.

Differenzialdiagnostisch wurde von uns vermutet, dass die Hüftgürtelschwäche am ehesten Ausdruck einer sich entwickelnden Steroidmyopathie sei. Deshalb wurde von uns angestrebt, trotz der fortbestehenden myasthenen Symptomatik die Prednisolon-Tagesdosis möglichst rasch zu reduzieren. Um dies zu erreichen, erfolgte die i.v.-Gabe von Immunglobulinen in einer Dosierung von 0,4 g/kg Körpergewicht über 5 Tage. Dies wirkte sich rasch günstig auf die myasthene Symptomatik aus und wurde ca. 10 Wochen später wiederholt. Allmählich wurde die Prednisolon-Tagesdosis reduziert und 5 Monate nach der ersten Aufnahme bei uns wurden noch 10 mg täglich eingenommen bei einer sukzessiven Besserung der Muskelkraft auch im Bereich der Beine. Nach wie vor ist jedoch das Aufrichten aus der Hocke erschwert. Gleichzeitig war es möglich, die Pyridostigmin-Tagesdosis zu reduzieren, was den störenden Harndrang als muskarinerge Nebenwirkung und die Muskelkrämpfe deutlich besserte. Zeitweilig wurde ein Scopolamin-Pflaster eingesetzt, um die Verträglichkeit der Pyridostigmin-Medikation zu verbessern.

2.2   Fallanalyse

Ohne Zweifel war es initial richtig, bei diesem Patienten mit Myasthenia gravis mit oropharyngealem Schwerpunkt eine immunsuppressive Therapie einzuleiten, insbesondere auch um das Risiko einer myasthenen Krise im weiteren Verlauf zu reduzieren (Sieb 2014). In der Myasthenie-Behandlung ist nach wie vor Azathioprin das Immunsuppressivum der ersten Wahl, dessen Wirkung jedoch frühestens nach 6 Monaten allmählich einsetzt (Palace et al., 1998). Entsprechend war es richtig, die Phase bis zum Einsetzen der Azathioprin-Therapie mit Prednisolon zu überbrücken.

Über insgesamt ca. 5 Monate erfolgte eine höher dosierte Prednisolon-Therapie, unter der sich eine zunehmende Hüftgürtelschwäche ausbildete. Hier von einer Steroidmyopathie auszugehen lag nahe, da parallel mit der Entwicklung der Hüftgürtelschwäche die oropharyngeale Schwäche im Rahmen der Myasthenie zurückgegangen war.

Die iatrogen durch eine lang andauernde, hochdosierte Steroidtherapie verursachte Myopathie unterscheidet sich nicht von derjenigen bei einem Hyperkortisolismus durch einen Morbus Cushing (Ubogu et al. 2004). Klinisch zeigt sich eine Hüftgürtelschwäche, sodass das Aufrichten aus der Hocke erschwert ist. Nicht selten werden Muskelschmerzen von den Patienten angegeben. Diagnostisch wegweisend sind die Stigmata eines Hyperkortisolismus, wie das typische »Vollmondgesicht« verbunden mit einer Stammfettsucht und einer Hautatrophie (◘ Abb. 2.1a,b).

Elektromyografisch findet sich bei der Steroidmyopathie keine pathologische Spontanaktivität. Die Potenziale motorischer Einheiten sind eher niedrig und von kurzer Dauer. Die Serumaktivität der Muskelenzyme einschließlich der CK ist normal. Muskelbioptisch zeigt sich lediglich eine Typ-2-Faseratrophie. Dies ist ein unspezifischer muskelbioptischer Befund, der beispielsweise auch nach längerer Inaktivität beobachtet wird. Entsprechend erfolgte keine Muskelbiopsie bei unserem Patienten. Die Pathogenese der Steroidmyopathie ist nicht sicher geklärt (Minetto et al. 2011; Ubogu et al. 2004). Ein kataboler Effekt auf den muskulären Proteinhaushalt wird vermutet.

Der Verlauf bestätigte dann die Annahme einer Steroidmyopathie. Die i.v.-Gabe von Immunglobulinen führt rasch zu einer Besserung der Myasthenie und ermöglichte die Abdosierung von Prednisolon (Barth et al. 2011). Unser Patient zeigte zusätzlich eine eher schlechte Verträglichkeit von Pyridostigmin. Neben Muskelkrämpfen kommt es bei nicht wenigen Myasthenie-Patienten u. a. zu einer Diarrhö,

2

einem störenden Harndrang oder einem vermehrten Schwitzen (Schumm u. Henze 2011).

2.3 Empfehlungen

Erfahrungsgemäß wird die Ausbildung einer Steroidmyopathie bei der Behandlung neuromuskulärer Erkrankungen mit einem Glukokortikosteroid häufig nicht ausreichend rasch erkannt. Die differenzialdiagnostische Berücksichtigung ist besonders bei Patienten mit Myositis, Myasthenie oder einer chronisch inflammatorischen demyelinisierenden Polyradikuloneuropathie (CIDP) wichtig, die länger hochdosiert mit Glukokortikosteroiden behandelt werden müssen (Sieb u. Schrank 2009).

Differenzialdiagnostisch fällt es häufig überaus schwer zu entscheiden, ob sich unter einer Glukokortikosteroid-Therapie eine Steroidmyopathie ausbildet oder ob eine Akzentuierung der neuromuskulären Grunderkrankung vorliegt. Eine Steroidmyopathie entwickelt sich allmählich über Monate der Steroidtherapie hinweg und ist mit der Ausbildung eines Cushingoids verbunden. Differenzialdiagnostisch kann Folgendes hilfreich sein:

Myositis-Patienten Bei niedriger CK-Serumaktivität beruht eine sich neu entwickelnde oder sich verschlechternde Hüftgürtelschwäche eher auf einer Steroidmyopathie als auf einer erneuten Akzentuierung der Myositis. Weiterhin kann bei sekundärer Verschlechterung unter einer Glukokortikosteroid-Therapie das Ausmaß der elektromyografisch erfassten Spontanaktivität helfen, zwischen einer Steroidmyopathie und einer aktivierten Myositis zu differenzieren. Die Steroidmyopathie geht elektromyografisch nicht mit einer pathologischen Spontanaktivität einher. Gegebenenfalls kann auch das Muskel-MRT helfen, bei der differenzialdiagnostischen Unterscheidung zwischen inflammatorischem Muskelprozess und Steroidmyopathie.

Myasthenie-Patienten Entwickelt sich zunehmend eine Hüftgürtelschwäche bei gleichzeitig rückläufigen Myasthenie-Symptomen okulär und oropharyngeal, sollte eine Steroidmyopathie erwogen werden.

CIDP-Patienten Auf eine Steroidmyopathie weist eine fehlende Zunahme der neurografischen Auffälligkeiten und der sensiblen Defizite hin.

Das Risiko einer Steroidmyopathie gilt beim Einsatz der fluorierten Glukokortikosteroide Triamcinolon, Betamethason und Dexamethason als besonders hoch. Ist eine Steroidmyopathie unter einem fluoriertem Steroid aufgetreten, so empfiehlt sich therapeutisch die Umsetzung auf ein nichtfluoriertes. Selbstredend sollte immer mit der niedrigsten therapeutisch erforderlichen Steroiddosis behandelt werden. Auch soll körperliche Aktivität und eine eiweißreiche Ernährung das Risiko einer Steroidmyopathie reduzieren. Eine Steroidmyopathie bildet sich nur ganz allmählich zurück (Ubogu et al. 2004).

Merksätze

- Die Steroidmyopathie führt zu einer muskulären Schwäche und Atrophie mit Schwerpunkt im Bereich des Hüftgürtels. Klinisch bestehen die Zeichen eines Hyperkortisolismus mit Cushing-Gesicht und Steroidhaut.
- Das Risiko ist dosisabhängig. Meist kommt es erst nach Einnahme eines Prednison-Äquivalents von mehr als 30 mg/Tag über mehrere Monate hinweg allmählich zur Ausbildung der Steroidmyopathie. Bei Einsatz von fluorierten Steroiden, wie Dexamethason, ist das Risiko besonders hoch.
- Die Steroidmyopathie ist eine wichtige und häufig nur aus dem Verlauf diagnostisch zu sichernde Komplikation der längerfristigen Behandlung von neuromuskulären Erkrankungen mit einem Glukokortikosteroid.

Literatur

Barth D, Nabavi NM et al. (2011) Comparison of IVIg and PLEX in patients with myasthenia gravis. Neurology 76: 2017–2023

Minetto MA, Lanfranco F et al. (2011) Steroid myopathy: some unresolved issues. J Endocrinol Invest 34: 370–375

Palace J, Newsom-Davis J et al. (1998) A randomized double-blind trial of prednisolone alone or with azathioprine in myasthenia gravis. Neurology 50: 1778–1783

Schumm F, Henze T (2011) Symptomatische Therapie bei Myasthenia gravis und anderen neuromuskulären Erkrankungen. Akt Neurol 38: 178–189

Sieb JP (2014) Myasthenia gravis: an update for the clinician. Clin Exp Immunol 175: 408–418

Sieb JP, Schrank B (2009) Neuromuskuläre Erkrankungen. Kohlhammer, Stuttgart

Ubogu EE, Ruff RL, Kaminski HJ (2004) Endocrine myopathies. In: Engel AG, Franzini-Armstrong C (eds) Myology, 3rd edn. McGraw-Hill, New York, pp 1713–1734

Thrombozytopenie unter Temozolomid

J. Gabriel

F. Block (Hrsg), *Komplikationen in der Neurologie,*
DOI 10.1007/978-3-662-47880-6_3, © Springer-Verlag Berlin Heidelberg 2016

3.1   Falldarstellung

■ **Anamnese**

Bei der 66-jährigen Frau G. wurde im August 2011 in einem auswärtigen Krankenhaus ein Glioblastoma multiforme linkshirnig erstdiagnostiziert (■ Abb. 3.1). Initial bestanden leichte Kopfschmerzen sowie eine diskrete Lähmung des rechten Armes. Es erfolgte eine Tumorteilresektion und erweiterte Biopsie zum 19.08.2011. Als Vorerkrankungen sind eine insulinpflichtiger Diabetes und eine arterielle Hypertonie zu erwähnen. Medikamentös wird die Patientin mit Protaphane s.c. und Bisoprolol geführt.

Die in der auswärtigen Klinik operierte Patientin stellte sich am 5.09.2011 in der Strahlenambulanz unserer Klinik zur Planung des weiteren Procedere vor. Es wurde die stationäre Aufnahme zur kombinierten Radiochemotherapie mit Temozolomid gestellt. Der ursprünglich geplante Termin konnte dann aufgrund eines entgleisten Diabetes nicht wahrgenommen werden, sodass die Aufnahme in der Strahlenklinik ca. 8 Wochen später als geplant stattfand.

Nach ausführlicher Aufklärung und Einwilligung sowie nach Abschluss der CT-gestützten dreidimensionalen Bestrahlungsplanung erfolgte vom 03. bis 24.11.11 die palliative, kombinierte Radiochemotherapie. Dabei wurde die ehemalige Tumorregion mit ausreichendem Sicherheitsabstand über eine Dreifeldertechnik mit 6- bzw. 18-MV-Photonen bis zu einer Gesamtherddosis von 40 Gy (ED 2,5 Gy) bestrahlt. Simultan zur Radiatio erfolgte eine Chemotherapie mit Temozolomid 75 mg/m^2 KOF/Tag, entsprechend 120 mg absolut. Die Entscheidung zur palliativ ausgerichteten Bestrahlung und damit verbundenen Gabe einer reduzierten Strahlendosis erfolgte nach einer postoperativ durchgeführten Restaging-Untersuchung des Kopfes. Diese ergab neben dem bekannten Restbefund eines Glioblastoma multiforme links parietal mit regredientem perifokalem Ödem ein unklares Ödem rechtsseitig paraventrikulär, sodass zumindest bildmorphologisch auch in diesem Bereich an eine Tumormanifestation gedacht werden musste. Bei stabilen bzw. regredienten bildmorphologischen Befunden wäre die Bestrahlung nach einem kurativen Ansatz mit einer Gesamtherddosis von 60 Gy erfolgt.

Unmittelbar vor Beendigung der kombinierten Radiochemotherapie waren Blutbild, Elektrolyte, Nierenwerte normwertig, das C-reaktive Protein (CRP) mit 23,2 leicht erhöht; weitere Werte: Hämoglobin (Hb) 7,3, Hämatokrit (Hk) 0,37, Leukozyten 5,5, Thrombozyten 150, Erythrozyten 4,06, Kalium 3,3, Kalzium 2,09, Natrium, Kreatinin im Normbereich.

Frau G. tolerierte die Radiatio insgesamt gut. Am Ende der Behandlung zeigte sich eine leichte Hirndrucksymptomatik mit Übelkeit. Daraufhin wurde die bereits laufende Dexamethason-Therapie erhöht. Für den 14.12.2011 war die Aufnahme der Patientin zur postradiogenen Stupp-Therapie geplant.

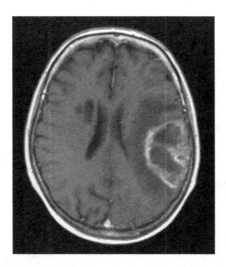

Abb. 3.1   Ausgangsbefund des Glioblastoms

■ **Befunde**

Am 05.12.2011 wurde die Patientin mit Petechien am ganzen Körper in unserer Klinik vorgestellt. Diese beständen seit 2 Tagen, großflächige Hämatome waren nicht feststellbar. Es bestanden Unterschenkelödeme. Sowohl der kardiopulmonale als auch der abdominelle Befund war durch den Internisten als unauffällig beschrieben worden. Neurologisch zeigten sich diskrete Wortfindungsstörungen sowie eine diskrete Mundastschwäche rechtsseitig. Extremitätenparesen oder eine Störung der Vigilanz bestanden nicht. Im Aufnahmelabor zeigten sich eine Panzytopenie, eine Hypokaliämie sowie ein mit 29,4 weiterhin leicht erhöhtes CRP (Hb 6,6, HK 0,32, Leukozyten 0,9, Thrombozyten 8, Erythrozyten 3,53, Kalium 3,06, Natrium, Kreatinin im Normbereich).

■ **Verlauf**

Zur Behandlung der Leukopenie erhielt die Patientin insgesamt 12-mal humanen Granulozyten-koloniestimulierenden Faktor (G-CSF) in Form von Filgrastim 1 Ampulle s.c./Tag. Nachdem sich zunächst die Leukozyten leicht erholten, kam es zu einem erneuten Abfall, sodass eine nochmalige Gabe am 14. und 15. Behandlungstag notwendig wurde (■ Abb. 3.2).

Zur Infektprophylaxe wählten wir initial Piperacillin/Tazobactam mit 3-mal 4/0,5 g/Tag über insgesamt 10 Tage. Das CRP stieg am 12. Tag auf den Maximalwert von 63,2 an. Vom 15. bis 25. Behandlungstag sowie vom 30. bis 36. Behandlungstag wurde aufgrund neu ansteigender Temperaturen die Antibiose mit Imipenem/Cilastatin 4-mal 0,5 g fortgeführt. Gewonnene Blutkulturen blieben negativ. Aufgrund eines Erysipels wurde die Patientin nach Abschluss der i.v. Antibiose noch weitere 10 Tage mit Cefuroxim 2-mal 500 mg/Tag behandelt. Zur Mundpflege (Candida-Prophylaxe) kamen 5-mal täglich

3

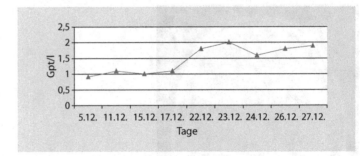

☑ **Abb. 3.2**   Leukozyten im Verlauf

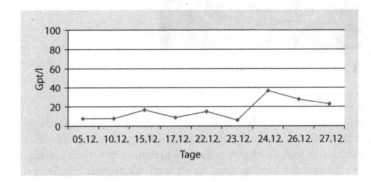

☑ **Abb. 3.3**   Thrombozyten im Verlauf

angewandte Amphomoronal-Lösungen wie auch Chlorhexidin-Spü-
lungen zum Einsatz.

Aufgrund der Anämie erhielt die Patientin am 18. Behandlungstag
(Hb 4,8, HK 0,23) 1 Erythrozytenkonzentrat sowie am 29. Behandlungstag (Hb 4,0, HK 0,20) 2 Erythrozytenkonzentrate.

Zur Behandlung der Thrombozytopenie gaben wir der Patientin
insgesamt 5 Thrombozytenkonzentrate. Den geringsten Wert mussten wir am 19. Behandlungstag mit 6 Gpt/l verzeichnen (☑ Abb. 3.3).

Bei progredientem Tumorwachstum (☑ Abb. 3.4) und einer zunehmenden Aphasie und Hemiparese rechts erhielt die Patientin vom
33. bis 39. Behandlungstag hochdosiertes i.v. appliziertes Methylprednisolon. Dies konnte eine vorübergehende klinische Besserung bewirken. Nach Rücksprache mit Frau G. und ihrer Tochter wurden
die optionalen palliativen Therapieansätze besprochen. Die Patientin
entschied sich für eine Versorgung über ein Hospiz.

3.2   Fallanalyse

Die neuroonkologische Chemotherapie von Gliomen und ZNS-Lym-
phomen muss, um effektiv zu sein, aufgrund der Pathophysiologie
dieser Tumoren notwendigerweise das Ziel haben, auch Tumorzellen

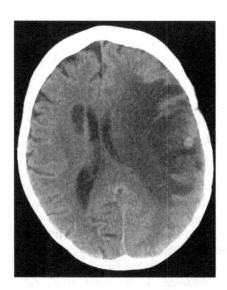

■ **Abb. 3.4** Tumorprogress des Glioblastoms

hinter einer intakten Blut-Hirn-Schranke zu erreichen. Dies erreichen in der Regel nur lipophile Substanzen wie bestimmte Alkylanzien (Nitrosoharnstoffe, Temozolomid, Procarbacin, Ifosfamid) oder in sehr hoher Dosis applizierte Medikamente wie Hochdosis-Methotrexat oder Hochdosis-AraC (Cytarabin), die bei primären Lymphomen des ZNS zum Einsatz kommen. Da damit signifikante Medikamentenkonzentrationen auch in gesunden Hirnarealen ankommen, können diese Substanzen auch neurotoxische Nebenwirkungen auslösen. Für das am häufigsten eingesetzte Temozolomid sowie für Nitrosoharnstoffe sind allerdings weder in der Monotherapie noch in der Kombination mit Radiotherapie klare ZNS-toxische Effekte beschrieben (Herrlinger u. Steinbach 2010).

Temozolomid (TMZ) ist ein oraler alkylierender Wirkstoff, der zur Behandlung rezidivierter oder neu diagnostizierter maligner Gliome eingesetzt wird und einen signifikanten Überlebensvorteil erwirkt. TMZ ist allgemein gut toleriert und sicher. Die häufigsten Nebenwirkungen sind leichte bis mittelgradige Fatigue, Übelkeit, Erbrechen, Thrombozytopenie und Neutropenie (Scaringi et al. 2013).

Aktuelle Strategien der Primärtherapie von Gliomen zielen auf eine Ergänzung der kombinierten Radiochemotherapie mit Temozolomid um zumeist zielgerichtete Therapeutika (Wick et al. 2011).

Die Kombination der Strahlentherapie mit Temozolomid führt zu einem deutlich längeren Gesamtüberleben der Patienten (Stupp et al. 2005).

Die häufigste hämatotoxische Nebenwirkung von Temozolomid ist die Myelosuppression, die auch letztlich die Gesamtdosis limitiert. Myelotoxizität tritt oft erst spät im Behandlungszyklus auf und betrifft in erster Linie Blutplättchen und die weißen Blutzellen (Nadir

Blutplättchen- und Neutrophilen-Zahl von 26 und 28 Tagen). Die Myelosuppression ist eine nichtkumulative und reversible Wirkung des Chemotherapeutikums auf das Knochenmark. Die Erholung erfolgt in der Regel innerhalb von 28 Tagen (Birner 2003).

Eine schwere und anhaltende Myelosuppression, welche die Behandlung verzögert, zum Abbruch der Therapie oder gar zum Tod führt, ist eine relativ seltene Nebenwirkung von Temozolomid. In der ersten randomisierten Studie zur gleichzeitigen Gabe von Temozolomid im Rahmen der Strahlentherapie mit 75 mg/m² KOF, gefolgt von 6 Zyklen der adjuvanten Temozolomid-Therapie bei Patienten mit neu diagnostiziertem Glioblastoma multiforme wurde eine Myelosuppression vom Grad 3–4 bei 16% der Patienten gesehen. Eine Grad-3-bis-4-Thrombozytopenie konnte bei 3% der Patienten bei gleichzeitiger Temozolomid-Gabe während der Bestrahlung und bei 11% während der adjuvanten Therapie beobachtet werden (Stupp et al. 2005).

Im Falle der Patientin kam es schon im Rahmen der Bestrahlung bei einer Gabe von nur 75 mg/KOF m² Temozolomid pro Bestrahlungstag zu einer ausgeprägten Thrombozytopenie (CTC Grad 4, s. unten), die einen Abbruch der Therapie rechtfertigte. Bei derart erniedrigten Thrombozytenzahlen mit Petechien und Transfusionspflichtigkeit war es nach den geltenden Empfehlungen nicht möglich, uns durch ein therapiefreies Intervall diese Therapieoption zu erhalten.

Zur Stadieneinteilung der Schwere der Nebenwirkung eignen sich sowohl die Common Toxicity Criteria (CTC) als allgemeine Toxizitätskriterien als auch die Common Terminology Criteria of Adverse Events (CTCAE) als neuere Terminologie) (■ Tab. 3.1). Ab Grad 3 spricht man demnach von schwerwiegenden Ereignissen. 10% der Patienten benötigen aufgrund der Thrombozytopenie Thrombozytentransfusionen. 17% der Patienten mussten aufgrund schwerer Thrombozytopenien die Therapie im Verlauf abbrechen. Es wird vermutet, dass ein Zusammenhang zwischen der Abnahme der Blutplättchen während der Radiotherapie und der gleichzeitigen Gabe von Temozolomid mit einer signifikant längeren Überlebenszeit besteht (Williams et al. 2012).

3.3 Empfehlungen

Zu Beginn einer Temozolomid-Therapie sollte eine Thrombozytopenie ausgeschlossen werden. Bei Werten <100 Gpt/l ist der Beginn der Therapie zu verschieben.

Sofern der Patient im Rahmen eines Stupp-Schemas kombiniert Radiochemotherapie mit Temozolomid 75 mg/m²/KOF erhält, ist nach einem therapiefreien Intervall von mindestens 21 Tagen die Fortsetzung der postradiogenen Therapie mit 150 mg/m² KOF möglich (■ Tab. 3.2). Am Tag 23 nach 1. Gabe bei einem 5/28-Tage-Zyklus erfolgt die ambulante Blutentnahme. Sofern es zu keinen relevanten

◘ Tab. 3.1 Schweregrad der Nebenwirkungen

Kriterium	Grad 0	Grad 1	Grad 2	Grad 3	Grad 4	Grad 5
		mild	moderat	schwerwiegend	lebensbe-drohend	Tod
Neutrophile	$>4,0 \times 10^9/dm^3$	$1,5–<2,0 \times 10^9/dm^3$	$1,0–<1,5 \times 10^9/dm^3$	$0,5–<1,0 \times 10^9/dm^3$	$<0,5 \times 10^9/dm^3$	–
Thrombozyten	≥100.000/µl	75.000–99.999/µl	50.000–74.999/µl	25.000–49.999/µl	<25.000/µl	–
Übelkeit	keine Übelkeit	etwas, Nahrungsaufnahme nicht eingeschränkt	mäßig, Nahrungsaufnahme eingeschränkt	stark, keine Nahrungsaufnahme	–	–
Erbrechen	kein Erbrechen	1-mal/Tag	2- bis 5-mal/Tag	6- bis 10-mal/Tag	>10-mal/Tag	–
Durchfall	kein Durchfall	2- bis 3-mal/Tag	3- bis 6-mal/Tag oder mäßige Krämpfe	7- bis 9-mal/Tag oder schwere Krämpfe, Inkontinenz	>9-mal/Tag oder blutig	–
Stomatitis	keine Stomatitis	Erytheme, schmerzlose Erosionen	Ulzera, feste Nahrung möglich	Ulzera, flüssige Nahrung	keine Nahrungsaufnahme möglich	–
Haarausfall	kein Haarausfall	leichter Haarausfall	ausgeprägter Haarausfall	–	–	–

◘ Tab. 3.2 Dosierungsstufen für die Monotherapie

Dosierungsstufe	Temozolomid-Dosis in mg/m² KOF/Tag	Anmerkung
–1	100	Reduzierung aufgrund früher aufgetretener Toxizität
0	150	Dosierung während des 1. Zyklus
1	200	Dosierung Zyklus 2–6

Blutbildverschiebungen kommt, kann der Patient ab dem 2. Zyklus (Tag 29) mit 200 mg/m² KOF behandelt werden. Wurde die Dosis im 2. Zyklus aufgrund von Nebenwirkungen CTC >Grad 2 nicht auf 200 mg/m² KOF erhöht, so sollte auch in den folgenden Zyklen die Dosierung nicht erhöht werden. Mit dieser Dosierung sollten dann noch mindestens 5 Zyklen (6 Zyklen gesamt) durchgeführt werden.

- Fallen die Thrombozyten <50 Gpt/l, sollte man bis zur Erholung der Thrombozyten mit Werten >100 Gpt/l warten. Anschließend reduziert man die Temozolomid-Gesamtdosis für den kommenden Zyklus um 50 mg/m²/Tag (◘ Tab. 3.3).
- Bei Thrombozytenabfall zwischen 50 und 100 Gpt/l sollte ohne nachfolgende Dosisreduktion das Erholen der Thrombozyten mit Werten >100 Gpt/l abgewartet werden.

3

◨ **Tab. 3.3** Temozolomid-Dosisreduktion oder Absetzen während der Monotherapie

Toxizität	Reduktion um 1 Dosierungsstufe	Absetzen
Absolute Zahl der neutrophilen Granulozyten	$<1,0 \times 10$ Gpt/l	[a]
Thrombozytenzahl	$<50 \times 10$ Gpt/l	[a]
CTC nichthämatologische Toxizität (außer Alopezie, Übelkeit, Erbrechen)	CTC Grad 3	CTC Grad 4

[a] Temozolomid ist abzusetzen, wenn:
- Dosierungsstufe −1 (100 mg/m^2 KOF) noch immer zu inakzeptabler Toxizität führt.
- die gleiche nichthämatologische Toxizität Grad 3 (außer Alopezie, Übelkeit, Erbrechen) auch nach Dosisreduktion auftritt.

Im Rahmen einer Chemotherapie mit Temozolomid empfehlen wir, bei gleichzeitiger Kortison-Komedikation die Pneumocystis-carinii-Pneumonie(PCP)-Prophylaxe mit 960 mg Cotrimoxazol an 3 Tagen der Therapiewoche (z. B. Montag-Mittwoch-Freitag) durchzuführen. Diese Prophylaxe wird unabhängig vom Lymphozytenstatus durchgeführt. Ohne begleitende Kortisonmedikation erfolgt der Einsatz eines Antibiotikums erst ab Lymphozytenwerten <0,5.

Bei Tumorprogress ist der Wechsel auf eine dosisintensivierte Temozolomid-Therapie zu überdenken. Dabei wird dem Patienten eine festgelegte Dosis/Tag (= metronomisches Schema) gegeben.

Bei einem anderen Schema im Rahmen der Rezidivtherapie kombiniert man Temozolomid mit Lomustin. Engmaschige Blutbildkontrollen sind notwendig, da es hier erfahrungsgemäß zu ausgeprägten Leukopenien kommt.

Merksätze
- Temozolomid sowohl in der kombinierten Therapie mit Bestrahlung als auch in der postradiogenen Anwendung über mindestens 6 Zyklen ist zum gegenwärtigen Zeitpunkt in der Therapie des Glioblastoms unangefochten Therapie der ersten Wahl.
- Unter einer Temozolomid-Dosis von 75 mg/m^2 KOF in der kombinierten Chemo-/Strahlentherapie kommt es seltener als in der postradiogenen Therapie mit Dosen bis 200 mg/m^{2}KOF zu relevanten Blutbildveränderungen.
- Kommt es nach einer Therapiepause zur kompletten Erholung der Thrombozytenzahl, kann die Therapie unter Anpassung der Gesamtdosis oder Verlängerung des therapiefreien Intervalls fortgeführt werden.

> ━ Patienten, bei denen im Rahmen einer Chemotherapie Thrombozytopenien unter Temozolomid auftreten, die zur Gabe von Thrombozytenkonzentraten oder zu sekundären Einblutungen führen, sollten in Zukunft nicht mehr mit Temozolomid behandelt werden.

Literatur

Birner A (2003) Pharmacology of oral chemotherapy agents. Clin J Oncol Nurs 7: 11–19

Herrlinger U, Steinbach JP (2010) Neurologische Komplikationen der neuroonkologischen Therapie. Nervenarzt 81 : 940–949

Scaringi C, De Santis V, Minniti G et al. (2013) Temozolomide-related hematologic toxicity. Onkologie 36: 444–449

Stupp R, Mason WP, van den Bent MJ et al. (2005) Radiotherapy plus concomitant and adjuvant temozolomide for glioblastoma. N Engl J Med 352: 987–996

Wick W, Winkler F, Platten M (2011) Chemotherapie bei Gliomen. Onkologe 17: 44–54

Williams M, Liu ZW, Woolf D et al. (2012) Change in platelet levels during radiotherapy with concurrent and adjuvant temozolomide for the treatment of glioblastoma: a novel prognostic factor for survival. J Cancer Res Clin Oncol 138: 1683–1688

Intrazerebrale Blutung nach systemischer Lysetherapie

F. Block

F. Block (Hrsg), *Komplikationen in der Neurologie*,
DOI 10.1007/978-3-662-47880-6_4, © Springer-Verlag Berlin Heidelberg 2016

4

4.1   Falldarstellung

■ **Anamnese**

Die 77-jährige Frau B. erkrankte im September 2011 plötzlich mit einer Sprechstörung und einer Halbseitenlähmung rechts. Aus der Eigenanamnese sind ein chronisches Vorhofflimmern, ein arterieller Hypertonus, ein Diabetes mellitus Typ II, eine Magenoperation im Jahr 1980 und eine rechts-okzipitale intrazerebrale Blutung im Jahr 2004 unter Phenprocoumon bekannt. Von der Hirnblutung hatte sich Frau B. gut erholt und wies keinerlei Einschränkung dadurch auf. Die aktuelle Medikation bestand in ASS 100 mg, Metformin 1000 mg, Bisoprolol 5 mg, Ramipril 10 mg und Pantoprazol 20 mg.

■ **Befunde**

Bei der Aufnahme sahen wir eine pyknoadipöse Patientin mit arrhythmischer Herzaktion und einem Blutdruck von 170/80 mmHG. Neurologisch fielen eine Mundastschwäche rechts, ein abgeschwächter Würgereflex, eine Dysarthrie und eine mittelgradige, arm- und distalbetonte Hemiparese rechts auf. Die nativ durchgeführte kranielle Computertomografie wies keine Infarktfrühzeichen oder intrakranielle Blutung auf (◨ Abb. 4.1). Das Notfalllabor war unauffällig, insbesondere waren die Thrombozytenzahl, partielle Thromboplastinzeit (PTT) und Quickwert normwertig, der Blutzucker war mit 8,4 mmol/l leicht erhöht. Bei einem Zeitfenster von 2,5 h, einer relevanten Klinik (National Institute of Health Stroke Scale – NIHSS 5) und Ausschluss von Kontraindikationen wurde die Indikation zur Lysetherapie gestellt und mit insgesamt 90 mg rt-PA (»recombinant tissue-type plasminogen activator«) durchgeführt.

■ **Verlauf**

Frau B. wurde mit laufender Lysetherapie von dem Computertomografen auf die Stroke Unit gebracht. Die dortige Überwachung zeigte hinsichtlich der Herz-Kreislauf-Parameter stabile Befunde, die systolischen Blutdruckwerte lagen zwischen 140 und 165 mmHG. Neurologisch war die Patientin zunächst stabil, die Hemiparese rechts und die Dysarthrie waren sogar leicht rückläufig. 2 h nach Beendigung der Lysetherapie kam es zu einer zunehmenden Vigilanzminderung und einer Pupillomotorikstörung. In der Kontroll-CT-Untersuchung waren multilokuläre intrazerebrale Einblutungen zu sehen (◨ Abb. 4.2). Nach der CT-Untersuchung war Frau B. komatös und wies bis auf einen erhaltenen Trachealreflex eine Hirnstammareflexie auf. Innerhalb von weiteren 24 h verstarb die Patientin. Da die Angehörigen einer Obduktion zugestimmt hatten, wurde diese durchgeführt. Dabei konnten im Gehirn neben den vielen Einblutungen Veränderungen im Sinne einer zerebralen Amyloidangiopathie nachgewiesen werden (◨ Abb. 4.3).

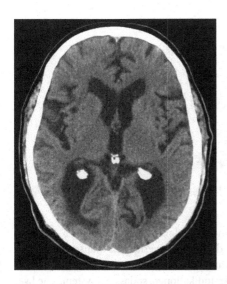

◘ **Abb. 4.1**   Zerebrale Computertomografie vor der Lysetherapie ohne Frühzeichen

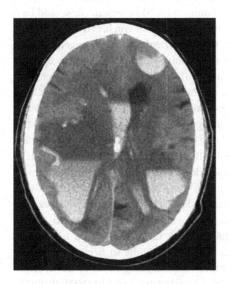

◘ **Abb. 4.2**   Nachweis multilokulärer Blutungen nach der Lysetherapie und bei
klinischer Verschlechterung

4.2   Fallanalyse

Herzinfarkt, Lungenembolie und ischämischer Schlaganfall sind Indikationen zur Thrombolyse. Streptokinase, Urokinase, Pro-Urokinase
und Gewebe-Plasminogenaktivator (t-PA) stehen als Thrombolytika
zur Verfügung, wobei nicht jede Substanz für jede der aufgeführten
Indikationen zugelassen ist. Für den ischämischen Schlaganfall ist die
systemische Thrombolyse im Zeitfenster von maximal 4,5 h zugelassen.

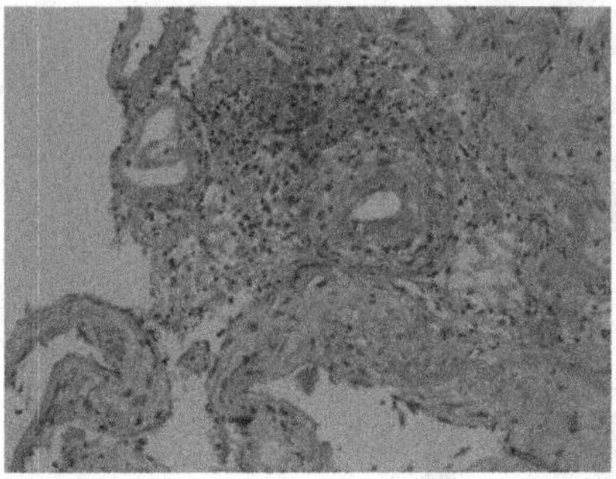

◘ Abb. 4.3   Nachweis von Amyloidablagerung mittels Kongorot-Färbung

Weitere Voraussetzungen sind eine relevante Klinik (NIHSS 5–25) und Ausschluss vieler Faktoren, die mit einem erhöhten Blutungsrisiko assoziiert sind. Bei Frau B. waren alle Einschlusskriterien gegeben und es bestanden keinerlei Kontraindikationen, sodass die systemische Lysetherapie indiziert war.

Neben Blutungen im Magen-Darm- oder Urogenitaltrakt kann es auch zu intrazerebralen Blutungen (ICB) kommen. Diese sind besonders gefürchtet, da sie mit einer Mortalität von bis zu 80% behaftet sind. Bei der Thrombolyse wegen Herzinfarkt oder Lungenembolie wird die Rate der intrazerebralen Blutungen mit 0,3–2,4% angegeben (DeBenedetti et al. 1997; Kanter et al. 1997; Levine et al. 1995). Beim ischämischen Schlaganfall ist die Rate mit 5–10% deutlich höher (Chiu et al. 1998; Grond et al. 1998; Kase et al. 2001). Diese höhere Rate ist vor allem durch die Vorschädigung des Gehirns bedingt durch die zerebrale Ischämie zu erklären. Als generelle Risikofaktoren für das Auftreten einer intrazerebralen Blutung nach Thrombolyse sind Alter, Gewicht, ausgeprägte Schäden der weißen Substanz, vorherige zerebrovaskuläre Erkrankung und erhöhter Blutdruck zu nennen (Gore et al. 1995). Beim ischämischen Schlaganfall kommen als spezielle Risikofaktoren ein ausgeprägtes neurologisches Defizit, ein Hirnödem und ein großer Ischämiebezirk in Frage (NINDS t-PA Stroke Study Group 1997). Aus der NINDS-Studie ist bekannt, dass bei 20% der Patienten, die eine thrombolysebedingte ICB erleiden, diese außerhalb des Gebietes der primären Ischämie auftritt (NINDS 1997). Ergänzend hierzu zeigte sich in den Studien zur Thrombolyse beim Herzinfarkt, dass 15–38% der ICB multifokale Blutungen sind (Kase et al. 1992; Uglietta et al. 1991; Wijdicks u. Jack 1993).

Neben der Leukariosis sind zerebrale Mikroblutungen durchaus eine plausible Erklärung für das Auftreten solch distanter oder multilokulärer Blutungen. In einer retrospektiven Analyse von 570 Patienten, die wegen eines ischämischen Schlaganfalls mit systemischer Lyse behandelt wurden, wiesen Patienten mit Mikroblutungen in der MRT ein doppelt so hohes, aber nicht signifikant unterschiedliches Risiko für symptomatische ICB (5,8%) auf wie die Patienten ohne Mikroblutung (2,7%) (Fiehler et al. 2007). Eine Metaanalyse, die diese

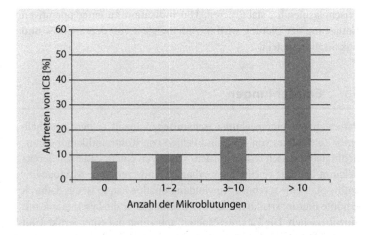

◘ Abb. 4.4 Prozentuale Verteilung von intrazerebralen Blutungen *(ICB)* nach Lysetherapie in Relation zur Anzahl der Mikroblutungen. (Adaptiert nach Shoamanesh et al. 2012)

und weitere Studien zu dieser Frage ausgewertet hat, konnte diesen Trend bestätigen (Shoamanesh et al. 2012). Darüber hinaus konnte diese Metaanalyse einen signifikanten Zusammenhang zwischen der ansteigenden Zahl an Mikroblutungen und dem erhöhten Risiko für ICB nach Lyse nachweisen. Dieser Zusammenhang war besonders ausgeprägt bei Patienten, die mehr als 10 Mikroblutungen aufwiesen (◘ Abb. 4.4).

Daten aus prospektiven Studien für die Population mit einer zerebralen Amyloidangiopathie liegen nicht vor. Die Studien über den Zusammenhang zwischen Mikroblutungen und ICB nach Lyse haben nicht hinsichtlich des Verteilungsmusters der Mikroblutungen unterschieden. Pathologisch-anatomische Untersuchungen von thrombolysebedingten Blutungen haben bei 70% eine zerebrale Amyloidangiopathie nachgewisen, demgegenüber steht eine Prävalenz der zerebralen Amyloidangiopathie von 22% in einer unselektierten Population im identischen Altersbereich (McCarron u. Nicoll 2004). In einem Tiermodell der zerebralen Amyloidangiopathie mit transgenen Mäusen wurde im Vergleich zum Wildtyp ein erhöhtes Risiko für ICB nach Thrombolyse beobachtet (Winkler et al. 2002).

Der größte Anteil dieser Blutungen tritt innerhalb von 36 h nach Beginn der Thrombolyse auf (Kase et al. 2001; Kanter et al. 1997; NINDS t-PA Stroke Study Group 1997). Neuauftreten oder Verschlechterung vorbestehender fokal-neurologischer Defizite, Kopfschmerzen und Vigilanzstörungen sind die wesentlichen klinischen Zeichen, die an das Auftreten einer intrazerebralen Blutung denken lassen müssen. In der CT stellen sich diese Blutungen meist größer dar als Blutungen anderer Genese (Gebel et al. 1998). Zudem sind sie meist lobär lokalisiert. Bei Vorliegen einer intrazerebralen Blutung ist die Lyse sofort zu abzubrechen und die Gerinnungssituation mittels

Frischplasmen zu stabilisieren. Die Indikation zu einer operativen Entlastung der Blutung wird in Abhängigkeit von deren Größe und Lokalisation gestellt.

4.3   Empfehlungen

Patienten mit einem akuten ischämischen Insult sollten innerhalb eines Zeitfensters von 4,5 h und Fehlen von Kontraindikationen unbedingt systemisch lysiert werden. Wenn von einem Patienten bereits bekannt ist, dass er eine hämorrhagisierende zerebrale Mikroangiopathie oder eine zerebrale Amyloidangiopathie hat, so ist das dadurch erhöhte Blutungsrisiko in die Entscheidung über die Lysetherapie mit einzubeziehen. Die Patienten sollten unbedingt auf einer Stroke Unit behandelt werden, um sie während und nach der Lyse engmaschig klinisch und hinsichtlich solcher Parameter wie Blutdruck zu überwachen. Bei klinischer Verschlechterung ist die Lyse sofort zu beenden und mittels CCT nach einer Blutung zu schauen. Bei stabilem oder gebessertem Befund sollte routinemäßig nach 24 h eine CT-Kontrolle erfolgen, um die Infarktgröße oder mögliche Einblutungen festzustellen. Dieses ist medizinisch und forensisch wichtig, um möglichst zeitnah mit einer Sekundärprophylaxe beginnen zu können.

> **Merksätze**
> - Ein akuter ischämischer Insult mit relevanter Klinik sollte innerhalb eines Zeitfensters von 4,5 h mit systemischer Lyse behandelt werden.
> - Vor der Entscheidung dazu müssen sorgfältig alle Kontraindikationen abgeklärt werden.
> - Es ist darauf zu achten, dass vor, während und in den Stunden nach der Lyse der Blutdruck möglichst normwertig ist.
> - Eine klinische Verschlechterung unter oder nach der Lyse ist ein möglicher Hinweis auf eine Einblutung.
> - Patienten mit Mikroblutungen haben ein erhöhtes Risiko für symptomatische intrazerebrale Blutungen nach einer Lysetherapie.

Literatur

Chiu D, Krieger D, Villar-Cordova C et al. (1998) Intravenous tissue plasminogen activator for acute ischemic stroke. Feasibility, safety, and efficacy in the first year of clinical practice. Stroke 29: 18–22

DeBenedetti E, Urban P, Burgan S et al. (1997) Thrombolysis in acute myocardial infarct in everyday clinical practice. Schweiz Med Wochenschr 127: 1285–1290

Fiehler J, Albers GW, Boulanger J-M et al. (2007) Bleeding risk analysis in stroke before thrombolysis (BRASIL): pooled analysis of T2*-weighted magnetic resonance imaging data from 570 patients. Stroke 38: 2738–2744

Gebel JM, Sila CA, Sloan MA, Granger CB et al. (1998) Thrombolysis-related intra-cranial hemorrhage. A radiographic analysis of 244 cases from the GUSTO-1 trial with clinical correlation. Stroke 29: 563–569

Gore JM, Granger CB, Simoons ML et al. (1995) Stroke after thrombolysis: mortality and functional outcomes in the GUSTO-I trial. Circulation 92: 2811–2818

Grond M, Stenzel C, Schmülling S et al. (1998) Early intravenous thrombolysis for acute ischemic stroke in a community-based approach. Stroke 29: 1544–1549

Kanter DS, Mikkola KM, Patel SR, Parker JA, Goldhaber SZ (1997) Thrombolytic therapy for pulmonary embolism. Frequency of intracranial hemorrhage and associated risk factors. Chest 111: 1241–1245

Kase CK, Pessin MS, Zivin JA et al. (1992) Intracranial hemorrhage after coronary thrombolysis with tissue plasminogen activator. J Am Med Assoc 92: 384–390

Kase CS, Furlan AJ, Wechsler LR et al. (2001) Cerebral hemorrhage after intra-arterial thrombolysis for ischemic stroke: the PROACT II Trial. Neurology 57: 1603–1610

Levine MN, Goldhaber SZ, Gore JM et al. (1995) Hemorrhagic complications of thrombolytic therapy in the treatment of myocardial infarction and venous thromboebolism. Chest 108: 291–301

McCarron MO, Nicoll JA (2004) Cerebral amyloid angiopathy and thrombolysis-related intracerebral haemorrhage. Lancet Neurol 3: 484–492

Shoamanesh A, Kwok CS, Lim PA, Benavente OR (2012) Postthrombolysis int-racranial hemorrhage risk of cerebral microbleeds in acute stroke patients: a systematic review and meta-analysis. Int J Stroke 8: 348–356

The NINDS t-PA Stroke Study Group (1997) Intracerebral hemorrhage after intrave-nous t-PA therapy for ischemic stroke. Stroke 28: 2109–2118

Uglietta JP, O'Connor CM, Boyko CB et al. (1991) CT patterns of intracranial hemor-rhage complicating thrombolytic therapy for acute myocardial infarction. Radiology 181: 555–557

Wijdicks CF, Jack CR (1993) Intracerebral hemorrhage after fibrinolytic therapy for acute myocardial infarction. Stroke 24: 554–447

Winkler DT, Biedermann L, Tolnay M et al. (2002) Thrombolysis induces cerebral hemorrhage in a mouse model of cerebral amyloid angiopathy. Ann Neurol 51: 790–793

Intrazerebrale Blutung unter oraler Antikoagulation wegen Vorhofflimmern

F. Block

F. Block (Hrsg), *Komplikationen in der Neurologie*,
DOI 10.1007/978-3-662-47880-6_5, © Springer-Verlag Berlin Heidelberg 2016

5.1 Fallbeschreibung

▪ Anamnese

Der 61-jährige Herr F. bekam morgens während einer Autofahrt Sehstörungen und nachfolgend Kopfschmerzen. Er wurde von der Polizei angehalten und bei nicht nachweisbarem Atemalkohol in ein Krankenhaus eingewiesen. Wegen einer absoluten Arrhythmie bei Vorhofflimmern nahm Herr F. Rivaroxaban 20 mg pro Tag ein und wegen einer vorangegangenen Bypass-Operation aufgrund einer peripheren arteriellen Verschlusskrankheit Cilostazol, einen Thrombozytenaggregationshemmer. Als weitere Vorerkrankungen sind eine arterielle Hypertonie, eine koronare Herzerkrankung und ein Zustand nach kardialer Bypass-Operation zu nennen.

▪ Befunde

Bei Aufnahme dort zeigte sich eine Hemianopsie nach links und eine Aufmerksamkeits- und Konzentrationsstörung. Die Computertomografie wies eine intrazerebrale Blutung rechts temporookzipital mit Ventrikeleinbruch nach (◘ Abb. 5.1). Durch eine CT-Angiografie konnte eine Gefäßpathologie wie z. B. eine arteriovenöse Malformation ausgeschlossen werden. Als Ursache der Blutung wurde die Einnahme der Kombination von gerinnungsaktiven Medikamenten angenommen, und um eine Zunahme der Blutung möglichst zu vermeiden, wurden 1500 Einheiten Prothrombinkomplex appliziert.

▪ Verlauf

Unter einem invasiven Blutdruckmonitoring und engmaschiger klinischer Überwachung auf der Stroke Unit war Herr F. einigermaßen stabil. Er war psychomotorisch verlangsamt und schläfrig, zum Teil aber auch sehr unruhig. Neben der Hemianopsie und den neuropsychologischen Auffälligkeiten bestand eine leichtgradige Hemiparese links. In einer CT-Kontrolle konnte keine Nachblutung gesehen werden, aber ein perifokales Ödem und ein Rückgang der intraventrikulären Blutung ohne Zeichen einer Liquorzirkulationsstörung. Nach 10 Tagen der Überwachung und Behandlung auf der Stroke Unit konnte Herr F. in deutlich stabilisiertem Zustand in eine Rehabilitationsklinik verlegt werden.

5.2 Fallanalyse

Die Cumarinderivate Warfarin und Phenoprocoumon sind Vitamin-K-Antagonisten, die durch diesen Antagonismus die Synthese der Gerinnungsfaktoren II, VII, X und IX hemmen. Neben Blutungen im Bereich der Nase, Gingiva, Magen-Darm- und Urogenitaltrakt kann es unter dieser Therapie zu intrazerebralen Blutungen kommen, die von diesen Blutungskomplikationen mit der höchsten Morbidität und Mortalität behaftet sind und deshalb auch am meisten gefürchtet

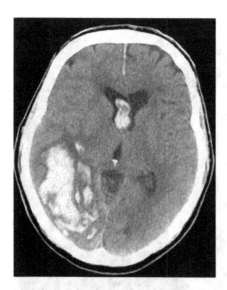

Abb. 5.1 Intrazerebrale Blutung mit Ventrikeleinbruch unter der Behandlung mit Rivaroxaban und Cliostazol

sind. In epidemiologischen Studien waren 5–12% der spontanen intrazerebralen Blutungen unter einer oralen Antikoagulation aufgetreten (Nilsson et al. 2000; Qureshi et al. 2001). Prospektive Studien zur Wirksamkeit und Sicherheit der oralen Antikoagulation bei verschiedenen Indikationen haben ein Risiko von 1%/Jahr für eine intrazerebrale Blutung festgestellt (Dawson et al. 1993; Hart et al. 1995). Risikofaktoren für das Auftreten von intrazerebralen Blutungen unter Cumarinen sind:

- arterielle Hypertonie,
- Intensität der Antikoagulation,
- vaskuläre Leukenzephalopathie und
- Alter über 65 Jahre (Gorter 1999; Hart et al. 1995; Wintzen et al. 1984).

Computertomografisch sind die intrazerebralen Blutungen unter Cumarinderivaten häufig größer als die aus anderen Ursachen. Darüber hinaus lassen sich oft Spiegelbildungen und hirnisodense Areale innerhalb der Blutung nachweisen (■ Abb. 5.2). Zudem ließ sich zeigen, dass intrazerebrale Blutungen unter Cumarinderivaten mit einem erhöhten Risiko für eine Größenzunahme behaftet sind, was wiederum mit einer erhöhten Mortalität assoziiert ist (Flibotte et al. 2004). Um einen kausalen Zusammenhang zwischen der intrazerebralen Blutung und der Cumarintherapie herstellen zu können, ist der Nachweis eines veränderten Quickwertes bzw. INR-Wertes zu fordern und der Ausschluss anderer Ursachen wie z. B. arteriovenöse Malformation, Aneurysma oder Durafistel. Aufgrund der Gefahr von Nachblutungen und besonders bei der Indikation zur operativen Entlastung muss

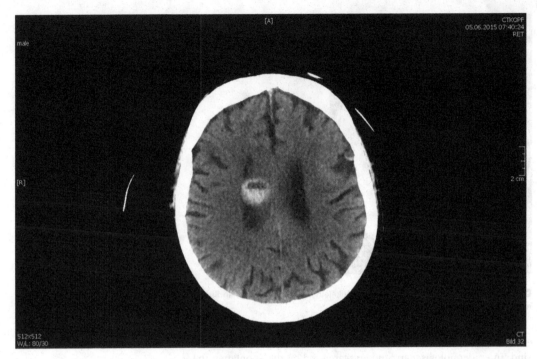

■ **Abb. 5.2**   Intrazerebrale Blutung mit Spiegelbildung unter der Behandlung mit Phenprocoumon bei einer INR von 6,7

die Gerinnungssituation durch Gabe von Frischplasmen oder Prothrombinkomplex normalisiert werden. Hierbei ist jedoch zu beachten, dass die Halbwertzeit dieser Gerinnungsfaktoren kürzer ist als die der Cumarinderivate. Deshalb empfiehlt es sich zudem, Vitamin K zu substituieren.

Seit über einem Jahr sind mit dem Thrombininhibitor Dabigatran und zwei Faktor-Xa-Antagonisten, Rivaroxaban und Apixaban, die sog. neuen oralen Antikoagulanzien (NOAK) auf dem Markt. In den entsprechenden Phase-III-Studien waren diese Substanzen dem Vitamin-K-Antagonisten hinsichtlich der Vermeidung von embolischen Ereignissen nicht unterlegen (Conolly et al. 2009; Conolly et al. 2011; Patel et al. 2011). Alle drei Substanzen weisen ein signifikant vermindertes Risiko für intrakranielle Blutungen auf (Dentali et al. 2012).

In einer Metaanalyse von 16 großen kontrollierten klinischen Studien zur Wirksamkeit von Acetylsalicylsäure zur Rezidivprophylaxe bei Zustand nach Herzinfarkt oder ischämischem Schlaganfall ließ sich gegenüber Placebo ein mit 84% erhöhtes relatives Risiko für intrazerebrale Blutungen unter Acetylsalicylsäure nachweisen (He et al. 1998). Auch wenn sich in dieser Metaanalyse keine Dosisabhängigkeit nachweisen ließ, so konnte in zwei anderen Untersuchungen für Dosierungen größer als 1225 mg pro Woche ein erhöhtes Blutungsrisiko aufgezeigt werden (Salheimo et al. 2001; Thrift et al. 1999). Im Vergleich zu spontanen intrazerebralen Blutungen anderer Genese sind die intrazerebralen Blutungen unter Acetylsalicylsäure häufiger lobär lokalisiert und weisen ein größeres Volumen auf (Wong et al. 2000). In der CAPRIE-Studie zeigte sich für Clopidogrel im Vergleich zu Acetylsalicylsäure ein etwas geringeres Risiko für intrazerebrale Blutungen (CAPRIE Steering Committee, 1996). In der MATCH-Studie traten unter Clopidogrel-Monotherapie intrazerebrale Blutungen bei weniger als 1% auf, in der Kombination mit Acetylsalicylsäure betrug die Rate 1% (Diener et al. 2004). Dieser Anstieg der Blutungsrate in der Kombinationstherapie zeigt sich ab einer Behandlungsdauer von 3 Monaten und mehr. Die Kombination von Clopidogrel mit ASS erhöhte im Vergleich zur Monotherapie mit ASS die Rate von fatalen Blutungen und an intrazerebralen Blutungen (Palacio et al. 2012). Das Risiko für intrazerebrale Blutungen unter Cilostazol ist geringer als unter ASS (Uchiyama et al. 2014). Die Kombination eines Thrombozytenaggregationshemmers mit einem Vitamin-K-Antagonisten erhöht das Risiko für das Auftreten von intrazerebralen Blutungen (Lamberts et al. 2012; Lip et al. 2012). Noch höher ist das Risiko unter der sog. Triple-Therapie, Kombination von Vitamin-K-Antagonist mit zwei Thrombozytenaggregationshemmern (Enomoto et al. 2014; Lamberts et al. 2012; Rubboli et al. 2014; Smith et al. 2012).

Das Vorhandensein von Mikroblutungen erhöht das Risiko, dass unter Vitamin-K-Antagonisten intrazerebrale Blutungen auftreten können (Lovelock et al. 2010). Ähnliches gilt auch für die Thrombozytenaggregationshemmer, allerdings ist hier die Korrelation nicht ganz so eng (Lovelock et al. 2010).

5.3 Empfehlungen

Da die Datenlage geradezu erdrückend ist, sollten grundsätzlich Patienten mit Vorhofflimmern und einem CHA_2DS_2-Vasc-Score >1 oral antikoaguliert werden (◖ Tab. 5.1). Nur bei Patienten mit einem deutlich erhöhten Blutungsrisiko, welches z. B. mit dem HAS-BLED-Score abgeschätzt werden kann (◖ Tab. 5.2), bei dem Werte ≥3 ein erhöhtes Risiko anzeigen, oder anderen harten Kontraindikationen sollte eine andere Therapie erwogen werden.

Eine sinnvolle Ergänzung, um das individuelle Blutungsrisiko für das Gehirn abzuschätzen, ist die T2*-Sequenz der MRT, die Residuen älterer Blutungen und Mikroblutungen nachweist.

Im direkten Vergleich sind die neuen oralen Antikoagulanzien genauso gut wirksam wie die Vitamin-K-Antagonisten hinsichtlich der Risikoreduktion von embolischen Ereignissen, führen aber signifikant seltener zu intrakraniellen Blutungen. Letzteres ist sicher ein guter Grund, bei zukünftigen Einstellungen die neuen oralen Antikoagulanzien zu bevorzugen.

Um das Risiko für Hirnblutungen grundsätzlich so gering wie möglich zu halten, sollten Kombinationen von oralen Antikoagulanzien mit Thrombozytenaggregationshemmern möglichst vermieden

5

◘ **Tab. 5.1** CHA$_2$DS$_2$-Vasc-Score. (Nach Lip et al. 2013)

Risikofaktor	Erklärung	Score
Herzinsuffizienz (**congestive heart failure**)		1
Hypertonus		1
Alter	>75 Jahre	2
Diabetes mellitus		1
Stroke	Schlaganfall, TIA, systemische Embolie	2
Gefäßerkrankung (**vascular disease**)	Herzinfarkt, pAVK, Aorten-plaque	1
Alter	65–74 Jahre	1
Geschlecht (**sex c**ategory)	weiblich	1

pAVK periphere arterielle Verschlusskrankheit; *TIA* transitorische ischämische Attacke.

◘ **Tab. 5.2** HAS-BLED-Score. (Nach Smith et al. 2012)

Buchstabe	Risikofaktor	Punkte
H	Hypertonie	1
A	Abnorme Leber- oder Nierenfunktion (je 1 Punkt)	1–2
S	Schlaganfall	1
B	Blutung	1
L	Labile INR-Messung	1
E	Ältere Personen (Alter >65)	1
D	Drogen oder Alkohol (je 1 Punkt)	1–2

werden oder, wenn unumgänglich, zeitlich sehr begrenzt eingesetzt werden.

Da die arterielle Hypertonie einen modifizierbaren Risikofaktor für das Auftreten von intrazerebralen Blutungen unter oralen Antikoagulanzien darstellt, sollten die Blutdruckwerte unbedingt im normotensiven Bereich gehalten werden.

Tritt unter der Behandlung mit einem oralen Antikoagulans eine intrazerebrale Blutung auf, so ist diese Medikation sofort zu beenden. Um Nachblutungen möglichst zu vermeiden oder eine Operation möglich zu machen, muss die Wirkung mit Prothrombinkomplex antagonisiert werden.

Merksätze
- Vorhofflimmern bei Patienten mit einem CHA_2DS_2-Vasc-Score >1 ist eine klare Indikation für eine orale Antikoagulation.
- Die neuen oralen Antikoagulanzien haben bei gleicher Wirksamkeit ein signifikant geringeres Risiko für intrakranielle Blutungen.
- Kombinationen eines oralen Antikoagulans mit Thrombozytenaggregationshemmern sollten möglichst vermieden werden oder zeitlich begrenzt sein.
- Die Blutdruckwerte müssen im normotensiven Bereich gehalten werden.

Literatur

CAPRIE Steering Committee (1996) A randomised, blinded, trial of clopidogrel versus aspirin in patients at risk of ischaemic events (CAPRIE). Lancet 348: 1329–1339

Connolly SJ, Ezekowitz MD, Yusuf S et al. (2009) Dabigatran versus warfarin in patients with atrial fibrillation. N Engl J Med 361: 1139–1151

Connolly SJ, Eikelboom J, Joyner C et al. (2011) Apixaban in patients with atrial fibrillation. N Engl J Med 364: 806–817

Dawson I, van Bockel JH, Ferrari MD et al. (1993) Ischemic and hemorrhagic stroke in patients on oral anticoagulants after reconstruction for chronic lower limb ischemia. Stroke 24: 1655–1663

Dentali F, Riva N, Crowther M et al. (2012) Efficacy and safety of the novel oral anticoagulants in atrial fibrillation. A systematic review and meta-analysis of the literature. Circulation 126: 2381–2391

Diener HC, Bogousslavsky J, Brass LM et al. (2004) Aspirin and clopidogrel compared with clopidogrel alone after recent ischaemic stroke or transient ischaemic attack in high-risk patients (MATCH): randomised, double-blind, placebo-controlled trial. Lancet 364: 331–337

Enomoto Y, Iijima R, Tokue M et al. (2014) Bleeding risk with triple antithrombotic therapy in patients with atrial fibrillation and drug-eluting stents. Cardiovasc Interv Ther 29: 193–199

Flibotte JJ, Hagan N, O'Donnell J et al. (2004) Warfarin, hematoma expansion, and outcome of intracerebral hemorrhage. Neurology 63: 1059–1064

Gorter JW (1999) Major bleeding during anticoagulation after cerebral ischemia. Patterns and risk factors. Neurology 53: 1319–1327

Hart RG, Boop BS, Anderson DC (1995) Oral anticoagulants and intracranial hemorrhage. Facts and hypotheses. Stroke 26: 1471–1477

He J, Whelton PK, Vu B et al. (1998) Aspirin and risk of hemorrhagic stroke. A meta-analysis of randomized controlled trials. JAMA 280: 1930–1935

Lamberts M, Olesen JB, Ruwohl MH (2012) Bleeding after initation of multiple antithrombotic drugs, including triple therapy, in atrial fibrillation patients following myocardial infarction and coronary intervention. Circulation 126: 1185–1193

Lip GY, Frison L, Halperin JL et al. (2011) Comparative validation of a novel risk score for predicting bleeding risk in anticoagulated patients with atrial fibrillation. J Am Coll Cardiol 57: 173–180

Lovelock CE, Cordonnier C, Naka H et al. (2010) Antithrombotic drug use, cerebral microbleeds, and intracerebral hemorrhage. A systematic review of published and unpublished studies. Stroke 41: 1222–1228

Nilsson OG, Lindgren A, Stahl N et al. (2000) Incidence of intracerebral and subarachnoid haemorrhage in southern Sweden. J Neurol Neurosurg Psychiatry
69: 601–607

Palacio S, Hart RG, Pearce LA, Benavente OR (2012) Effect of addition of clopidogrel
to aspirin on mortality: systematic review of randomized trials. Stroke 43:
2157–2162

Patel MR, Mahaffey KW, Garg J et al. (2011) Rivaroxaban versus warfarin in nonval-
vular atrial fibrillation. N Engl J Med 365: 883–891

Qureshi AI, Tuhrim S, Broderick JP et al. (2001) Spontaneous intracerebral hemorrhage. N Engl J Med 344: 1450–1460

Rubboli A, Saia F, Sciahbasi A et al. (2014) Outcome of patients on oral anticoagulation undergoing coronary artery stenting: data from discharge to 12 months
in the Warfarin and Coronary Stenting (WAR-STENT) Registry. J Invasive
Cardiol 26: 563–569

Saloheimo P, Juvela S, Hillbom M (2001) Use of aspirin, epistaxis, and untreated
hypertension as risk factors for primary intracerebral hemorrhage in middle-
aged and elderly people. Stroke 32: 399–404

Smith JG, Wieloch M, Koul S, et al. (2012) Triple antithrombotic therapy following
an acute coronary syndrome: prevalence, outcomes and prognostic utility of
the HAS-BLED score. Euro Intervention 8: 672–678

Thrift AG, McNeil JJ, Forbes A et al. (1999) Risk of primary intracerebral haemorrhage associated with aspirin and non-steroidal anti-inflammatory drugs:
case-control study. BMJ 318: 759–764

Uchiyama S, Shinohara Y, Katayama Y et al. (2014) Benefit of cilostazol in patients
with high risk of bleeding: subanalysis of cilostazol stroke prevention study 2.
Cerebrovasc Dis 37: 296–303

Wintzen AR, de Jonge H, Loeliger EA et al. (1894) The risk of intracerebral hemorrhage during oral anticoagulant treatment: a population study. Ann Neurol
16: 553–558

Wong KS, Mok V, Lam WW et al. (2000) Aspirin-associated intracerebral hemorrhage: clinical and radiologic features. Neurology 54: 2298–2301

Hirnblutung bei zwingender Indikation für eine Antikoagulation

F. Block

F. Block (Hrsg), *Komplikationen in der Neurologie*,
DOI 10.1007/978-3-662-47880-6_6, © Springer-Verlag Berlin Heidelberg 2016

6.1   Fallbeschreibung

▪ Anamnese

Die 64-jährige Frau I. hatte 4 Jahre zuvor einen Aortenklappenersatz aufgrund einer ausgeprägten Aortenklappeninsuffizienz erhalten. Die Information, dass eine Kunstklappe länger hält als eine Bioklappe, hatte seinerzeit die Entscheidung für eine Kunstklappe herbeigeführt. Der operative Eingriff war ohne Komplikationen verlaufen und Frau I. wurde für die orale Antikoagulation auf Phenprocoumon mit dem INR-Zielwert 2–3 eingestellt. Die orale Antikoagulation ließ sich recht unproblematisch realisieren und bei über 90% der Messwerte lag der INR im vorgegebenen Bereich. Als weitere Erkrankung bestand eine arterielle Hypertonie, die mit Bisoprolol 5 mg und Torasemid 10 mg behandelt wurde. Vier Jahre nach der Herzklappenoperation erkrankte Frau I. akut mit heftigem Schwindel, Übelkeit und Erbrechen. In dem heimatnahen Krankenhaus wurde eine CT-Untersuchung durchgeführt, die eine linksseitige Kleinhirnblutung zeigte (◘ Abb. 6.1). Der INR betrug 2,24. Deshalb wurden 1500 IE Prothrombinkomplex verabreicht. Frau I. wurde mit Hubschrauber zu uns verlegt.

▪ Befunde

Bei Übernahme sahen wir eine pyknoadipöse Patientin in leicht reduziertem Allgemeinzustand und gutem Ernährungszustand. Bei einer Körpergröße von 1,58 m betrug das Gewicht 85 kg. Der Blutdruck war mit 175/80 mmHg erhöht. Klinisch neurologisch bestanden ein Blickrichtungsnystagmus nach links, eine diskrete Dysarthrie und eine Dysmetrie im Finger-Nase-Versuch links.

▪ Verlauf

Die Patientin wurde zur Überwachung auf die Stroke Unit aufgenommen. Bei guter Vigilanz, geringer Klinik und guten Raumverhältnissen infratentoriell gab es keine Indikation für eine operative Behandlung. Bei einem INR-Wert von 1,76 wurden 10 mg Phytomenadion (Vitamin K) verabreicht, um ein Ansteigen des INR zu verhindern. Aufgrund der Kleinhirnblutung und des erhöhten Blutdrucks wurde dieser invasiv arteriell engmaschig überwacht und initial mit Urapidil intravenös behandelt. Selbst unter einer Dosierung von 30 mg/h waren die Blutdruckwerte mit bis zu 185/85 weiterhin zu hoch, sodass die antihypertensive Therapie um Dihydralazin intravenös ergänzt werden musste. Im Verlauf konnte überlappend die orale antihypertensive Therapie um Amlodipin 10 mg, Valsartan 320 mg und Moxonidin 0,3 mg erweitert werden und das intravenöse Dihydralazin nach 6 Tagen abgesetzt werden.

Am Tag 1 nach der Aufnahme beließen wir die Patientin ohne Antikoagulation, am Tag 2 wurde bei einer Ausgangs-PTT von 32 s eine intravenöse Heparinisierung mit intial 700 IE Heparin/h mit einer Ziel-PTT von 50 s begonnen. Um diesen Wert zu erreichen,

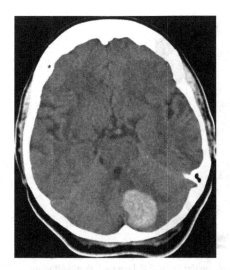

Abb. 6.1 Akute Blutung in der linken Kleinhirnhemisphäre

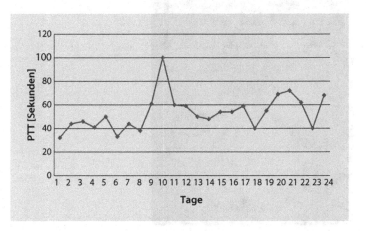

Abb. 6.2 Verlauf der PTT-Werte unter der Heparinisierung

musste die Dosis zwischenzeitlich auf 900 IE Heparin/h erhöht werden. Auch im weiteren Verlauf war unter der Heparinisierung die PTT schwankend (■ Abb. 6.2), weshalb immer wieder Anpassungen der Dosis erfolgen mussten.

Während der Behandlung auf der Stroke Unit war Frau I. neurologisch stabil bzw. leicht gebessert und die Kreislaufparameter waren nach Anpassung der Blutdruckmedikation normwertig. Um sicherzugehen, dass sich unter der schwankenden Gerinnungssituation an der künstlichen Aortenklappe keine Thromben gebildet hatten, wurde eine transösophageale Echokardiografie durchgeführt. Hierbei zeigte sich erfreulicherweise ein unauffälliger Befund. Frau I. wurde auf die Normalstation verlegt und die intravenöse Heparinisierung fortgeführt.

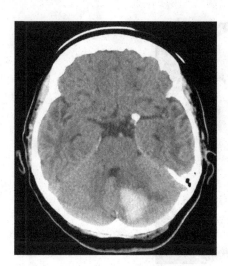

◘ **Abb. 6.3**   Zeitgerechte Resorption der Blutung 10 Tage nach dem Auftreten

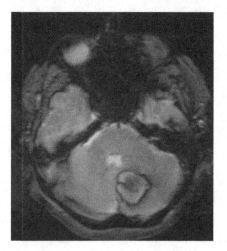

◘ **Abb. 6.4**   Darstellung der Kleinhirnblutung 21 Tage nach Auftreten in der T2*-gewichteten MRT

Eine CT-Kontrolle 10 Tage nach Aufnahme bei uns wies eine zeitgerechte Resorption der Blutung mit umgebendem Ödem ohne relevante raumfordernde Wirkung nach (◘ Abb. 6.3). Eine erneute Kontrolle nach weiteren 11 Tagen, diesmal mittels MRT, ließ weiterhin Blut im Kleinhirn ohne Raumnot und ohne Nachblutung erkennen (◘ Abb. 6.4). Deshalb wurde dann mit der Umstellung auf den Vitamin-K-Antagonisten begonnen. In der MRT war zudem eine ausgeprägte Mikroangiopathie zu sehen (◘ Abb. 6.5), weshalb eine konsequente Blutdruckeinstellung auf normotensive Werte unter der oralen Antikoagulation zwingend notwendig ist. Zusammenfassend ist die Genese der Kleinhirnblutung als hypertensive Blutung unter oraler Antikoagulation einzustufen.

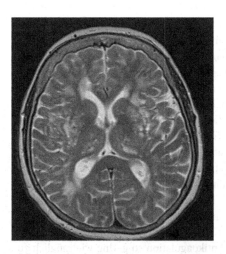

Abb. 6.5 Ausgeprägte zerebrale Mikroangiopathie in der T2-gewichteten MRT als Folge der langjährigen nicht adäquat behandelten arteriellen Hypertonie

6.2 Fallanalyse

Künstliche Herzklappen haben ein hohes Embolierisiko (Cannegieter et al. 1994), weshalb sie eine zwingende Indikation zur oralen Antikoagulation bedeuten. Die orale Antikoagulation birgt grundsätzlich das Risiko für Blutungen. Intrazerebrale Blutungen unter einer oralen Antikoagulation stellen die Blutungskomplikationen mit der höchsten Morbidität und Mortalität dar. Prospektive Studien zur Wirksamkeit und Sicherheit der oralen Antikoagulation bei verschiedenen Indikationen haben ein Risiko für eine intrazerebrale Blutung von 1%/Jahr festgestellt (Dawson et al. 1993; Hart et al. 1995). Risikofaktoren für das Auftreten von intrazerebralen Blutungen unter Cumarinen sind arterielle Hypertonie, Intensität der Antikoagulation, vaskuläre Leukenzephalopathie und Alter über 65 Jahre (Gorter et al., 1999; Hart et al., 1995; Wintzen et al. 1984).

Tritt eine intrazerebrale Blutung bei einem Patienten unter einer oralen Antikoagulation wegen einer künstlichen Herzklappe wie bei Frau I. auf, so ist man in einem therapeutischen Dilemma. Man muss das Embolierisiko ohne Antikoagulation gegen das Risiko für eine Zunahme der Blutung bzw. Reblutung unter Fortsetzung der Antikoagulation abwägen. In mehreren Fallserien hat man sich – wie auch wir im vorliegenden Fall – dazu entschieden,

- die orale Antikoagulation zu beenden,
- deren Wirkung auf das Gerinnungssystem zu antagonisieren,
- nach einer Pause ohne jegliche Antikoagulation mit Heparin zu überbrücken und
- in einem gewissen Abstand die orale Antikoagulation wieder zu beginnen (Bertram et al. 2000; Butler u. Tait 1998; Wijdicks et al. 1998).

Die Gerinnungssituation kann durch Gabe von Frischplasmen oder Prothrombinkomplex normalisiert werden (Diringer u. Zazulia 2012). Handhabung und Nebenwirkungsprofil sprechen dafür, hierzu Prothrombinkomplex zu verwenden. Dabei ist jedoch zu beachten, dass die Halbwertzeit dieser Gerinnungsfaktoren kürzer ist als die der Cumarinderivate. Deshalb empfiehlt es sich zudem, Vitamin K zu substituieren (Diringer u. Zazulia 2012). Im vorliegenden Fall wurde mit Prothrombinkomplex und Vitamin K gearbeitet, und die Gerinnungssituation konnte damit gut stabilisiert werden. Ein Intervall von 1–3 Tagen ohne jegliche Antikoagulation scheint hinsichtlich Embolien risikoarm zu sein (Bertam et al. 2000; Kawamata et al. 1995; Leker u. Abramsky 1998). Frau I. hat unter der Pause von 2 Tagen weder klinisch noch bildgebend eine Embolie erlitten.

Um das Embolierisiko für einen längeren Zeitraum bis zum Beginn der erneuten oralen Antikoagulation so gering wie möglich zu halten, scheint die intravenöse Heparinisierung ein begründeter Therapieansatz zu sein. Der Vorteil dieses Vorgehens ist, dass die Heparinisierung über die PTT zu kontrollieren ist und bei Auftreten einer Blutung durch Beendigung der Heparingabe deren Wirkung umgehend sistiert. Allerdings werden häufig, wie auch in dem vorliegenden Fall, deutliche Schwankungen der PTT beobachtet. Diese Schwankungen können in Einzelfällen durchaus mit dem Auftreten von Blutungen (PTT zu hoch) oder Ischämien (PTT zu niedrig) vergesellschaftet sein (Bertram et al. 2000).

Der Zeitpunkt, wann die Umstellung auf die orale Antikoagulation erfolgen kann, ist unklar (Bertram et al. 2000; Butler u. Tait 1998; Poli et al. 2014; Wijdicks et al. 1998). In diesen Fallserien betrug die Zeitspanne zwischen Absetzen und Wiederansetzen 2 Tage bis 12 Wochen. In unserem Fall waren es 21 Tage. Wir haben uns an dem klinischen Befund, an der Resorption der Blutung und an der Optimierung des Blutdrucks orientiert. Risikofaktoren für das erneute Auftreten von intrazerebralen Blutungen sind arterielle Hypertonie, Niereninsuffizienz, Krebs und das Vorhandensein von künstlichen Herzklappen (Poli et al. 2014). Die Rate für Reblutungen wird in den Fallserien mit unterschiedlichen Beobachtungszeiträumen im Bereich von 0–7,5% angegeben (Butler u. Tait 1998; Poli et al. 2014; Wijdicks et al. 1998).

6.3 Empfehlungen

Künstliche Herzklappen stellen eine zwingende Indikation zur oralen Antikoagulation dar. Diese erfolgt mit Vitamin-K-Antagonisten. Die neuen oralen Antikoagulanzien sind hierfür nicht zugelassen. Eine vergleichende Studie musste wegen einer erhöhten Embolierate und einer erhöhten Blutungsrate im Arm mit Dabigatran abgebrochen werden (Eikelboom et al. 2013).

Der INR-Bereich ist in Abhängigkeit von der jeweiligen Lokalisation der Kunstklappe zwischen 2,5–4,0 angesiedelt. Diese im Vergleich zum Vorhofflimmern etwas strengere Einstellung trägt dem erhöhten Embolierisiko Rechnung und hat naturgemäß ein etwas höheres Blutungsrisiko. Wenn es darunter zu einer Hirnblutung kommt, muss die orale Antikoagulation beendet werden. Damit die Blutung im weiteren Verlauf nicht an Größe zunimmt, muss die noch vorhandene Wirkung des Vitamin-K-Antagonisten mit Prothrombinkomplex antagonisiert werden. Dabei muss eine Ziel-INR von unter 2,0 erreicht werden. Da die Halbwertzeit des Prothrombinkomplexes kürzer ist als die des Vitamin-K-Antagonisten, muss zudem Vitamin K verabreicht werden, und der INR-Wert sollte während der nächsten 3 Tage kontrolliert werden.

Patienten mit einer Hirnblutung, die unter einem Vitamin-K-Antagonisten auftritt, sollten auf einer Stroke Unit überwacht werden, um das Monitoring sowohl klinisch als auch hinsichtlich der Gerinnungssituation sicher zu stellen. Dabei ist es sehr wichtig darauf zu achten, dass sich der arterielle Blutdruck möglichst im normalen Bereich befindet. Um Thrombenbildung an der Kunstklappe und damit auch das Embolierisiko zu minimieren, sollte eine Antikoagulation mit Heparin erfolgen. Das ist am besten über eine intravenöse Applikation zu machen, da man die Wirkung über die PTT steuern kann. Als Zielbereich sollte das 1,5- bis 2-Fache der Ausgangs-PTT angepeilt werden. Bei Hinweisen für eine Nach- oder Reblutung kann die Wirkung des Heparins durch Beendigung seiner Gabe umgehend gestoppt werden. In Abhängigkeit von Blutungsgröße und -lokalisation, von klinischem und bildgebendem Verlauf ist die Entscheidung für den erneuten Beginn der oralen Antikoagulation zu fällen. Bei einem unkomplizierten Verlauf ist es oft im Bereich von etwa 2–3 Wochen möglich.

Merksätze

- Künstliche Herzklappen sind eine zwingende Indikation für eine orale Antikoagulation mit Vitamin-K-Antagonisten.
- Bei einer intrazerebralen Blutung unter einer oralen Antikoagulation aufgrund einer mechanischen Herzklappe sollte diese vorübergehend beendet werden und mittels Prothrombinkomplex und Vitamin K antagonisiert werden.
- Die Zeit zwischen Beendigung und Wiederbeginn der oralen Antikoagulation kann mit intravenösem Heparin PTT-gesteuert überbrückt werden.
- Der erneute Beginn der oralen Antikoagulation hängt von der Größe der Blutung und von der Behandlung der Risikofaktoren für eine Reblutung ab.

Literatur

Bertram M, Bonsato M, Hacke W et al. (2000) Managing the therapeutic dilemma: patients with spontaneous intracerebral hemorrhage and urgent need for anticoagulation. J Neurol 247: 209–214

Butler AC, Tait RC (1998) Restarting anticoagulation in prosthetic heart valve patients after intracranial haemorrhage: a 2-year follow-up. Br J Haematol 103: 1064–1006

Cannegieter SC, Rosendaal FR, Briet E (1994) Thromboembolic and bleeding complications in patients with mechanical heart valve prostheses. Circulation 89: 635–641

Dawson I, van Bockel JH, Ferrari MD et al. (1993) Ischemic and hemorrhagic stroke in patients on oral anticoagulants after reconstruction for chronic lower limb ischemia. Stroke 24: 1655–1663

Diringer MN, Zazulia AR (2012) Hemostatic therapy should be used for acute treatment of anticoagulation-related intracerebral hemorrhage. Stroke 43: 2535–2536

Eikelboom JW, Connolly SJ, Brueckmann M et al. (2013) Dabigatran versus warfarin in patients with mechanical heart valves. N Engl J Med 69: 1206–1214

Gorter JW (1999) Major bleeding during anticoagulation after cerebral ischemia. Patterns and risk factors. Neurology 53: 1319–1327

Hart RG, Boop BS, Anderson DC (1995) Oral anticoagulants and intracranial hemorrhage. Facts and hypotheses. Stroke 26: 1471–1477

Kawamata T, Takeshita M, Kubo O et al. (1995) Management of intracranial hemorrhage associated with anticoagulant therapy. Surg Neurol 44: 438–443

Leker RR, Abramsky O (1998) Early anticoagulation in patients with prosthetic heart valves and intracerebral hematoma. Neurology 50: 1498

Poli D, Antonucci E, Dentali F et al. (2014) Recurrence of ICH after resumption of anticoagulation with VK antagonists. Neurology 82: 1020–1026

Wintzen AR, de Jonge H, Loeliger EA et al. (1894) The risk of intracerebral hemorrhage during oral anticoagulant treatment: a population study. Ann Neurol 16: 553–558

Wijdicks EF, Schievink WI, Brown RD et al. (1998) The dilemma of discontinuation of anticoagulation therapy for patients with intracranial hemorrhage and mechanical heart valves. Neurosurgery 42: 769–773

Epilepsie und Schwangerschaft

F. Block

F. Block (Hrsg), *Komplikationen in der Neurologie*,
DOI 10.1007/978-3-662-47880-6_7, © Springer-Verlag Berlin Heidelberg 2016

7.1   Falldarstellung

- **Anamnese**

Im Alter von 22 Jahren traten bei Frau R. wiederholt Attacken mit einem komischen Gefühl im Bauch auf, nachfolgend kam es zu Herzrasen und Schwindel. Sie rede komische Dinge, vollführe komplexe Handlungen und lege gelegentlich ein aggressives Verhalten an den Tag. Die Dauer solcher Attacken wurde mit 2–4 min angegeben. Frau R. habe daran keine Erinnerung. Einmal kam es im Rahmen einer solchen Attacke zu einem Verkehrsunfall, sie kam auf gerader Stecke von der Fahrbahn ab. Ein ambulant angefertigtes EEG wies eine fokal erhöhte Anfallsbereitschaft frontotemporal links auf. Daraufhin wurde Frau R. mit der Diagnose komplex-fokale Epilepsie mit gelegentlicher sekundärer Generalisation auf Valproat eingestellt und die Anfälle blieben aus. Sie wurde in die Klinik eingewiesen, um bei bestehendem Kinderwunsch eine Umstellung der antiepileptischen Medikation vorzunehmen. Das Routine-EEG unter Valproat zeigte keine Anfallsbereitschaft, in der Polysomnografie waren Zeichen erhöhter generalisierter Anfallsbereitschaft nachweisbar. Die zerebrale MRT war komplett unauffällig. Lamotrigin wurde mit 12,5 mg begonnen und die Steigerung entsprechend den Vorgaben der Fachinformation geplant mit der Zieldosis von 100 mg pro Tag. Valproat sollte nach Erreichen der Zieldosis von Lamotrigin ausgeschlichen werden. Diese Umstellung verlief problemlos, Lamotrigin wurde gut vertragen und es traten keine Anfälle auf. Drei Jahre später stellte sich Frau R. aufgrund eines generalisierten epileptischen Anfalls vor. Zu dem Zeitpunkt war sie in der 27. Woche schwanger, weshalb ambulant Lamotrigin um 25 mg erhöht wurde. Der Lamotrigin-Spiegel betrug 0,6 mg/l (therapeutischer Bereich 3–14 mg/l), weshalb wir eine weitere Erhöhung um 25 mg vornahmen. Zudem wurde Folsäure mit 5 mg pro Tag hinzugegeben. Das Elektroenzephalogramm (EEG) zeigte keine Anfallsbereitschaft, aber eine Zunahme der subkortikalen Funktionsstörung, die am ehesten als Anfallsfolge gewertet wurde (◘ Abb. 7.1). Die gynäkologische Untersuchung einschließlich Kardiotokografie (CTG) war unauffällig. In klinisch-neurologisch unauffälligem Zustand wurde sie nach 5 Tagen entlassen. 4 Tage später wurde Frau R. aufgrund von rezidivierenden, primär komplex-fokalen und sekundär generalisierten Anfällen erneut in das Krankenhaus eingewiesen. Laut fremdanamnestischen Angaben der Mutter sei Frau R. zu Hause wesensverändert gewesen und nach ihrer Meinung seien wiederholt Auren aufgetreten.

- **Befunde**

Der Notarzt fand eine unkooperative und unruhige Patientin vor. In seinem Beisein erlitt sie einen erneuten generalisierten Krampfanfall mit einer Dauer von ca. 2 min. Sie erhielt daraufhin 1 Schmelztablette Tavor expidet und 15 mg Diazepam. Bei Aufnahme im Krankenhaus sahen wir eine ruhige und tief schlafende Patientin in einer stabilen

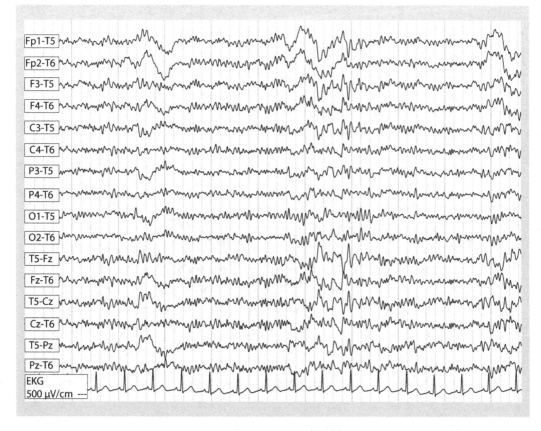

Abb. 7.1 EEG nach Grand Mal mit Nachweis von subkortikalen Funktionsstörungen

Situation hinsichtlich der Respiration und des Kreislaufs mit Blutdruckwerten von 125/70 mmHG. Nach ca. 30 min wurde sie wacher,
wirkte aber noch verhangen. Sie sprach einzelne Worte, gelegentlich
kam es zu einer Blick- und Kopfwendung nach rechts, Paresen waren
nicht festzustellen. Laborchemisch konnten normale Werte für Leber, Nieren und Schilddrüse ermittelt werden. Im Blutbild zeigte sich
eine leichte Leukozytose von 12,0 Gpt/l. Natrium war mit 133 mmol/l
und Kalzium mit 2,04 mmol/l leicht erniedrigt, das C-reaktive Protein (CRP) mit 5,4 mg/l normwertig. Der Lamotrigin-Spiegel lag mit
0,8 mg/l unter dem therapeutischen Bereich.

- **Verlauf**

Aufgrund der Einschätzung, dass sich Frau R. im Status komplex-fo-
kaler Anfälle mit rezidivierenden Grand Maux befand, wurde sie auf
die Intensivstation aufgenommen. Es erfolgte die hochdosierte Applikation von Lorazepam sowie die intravenöse Aufsättigung mit Levetiracetam. Unter dieser Therapie traten innerhalb von 48 h 15 sekundär
generalisierte Anfälle auf. Vor dem Hintergrund der Gefährdung des
Kindes durch die generalisierten Anfälle wurde bei guten Befunden

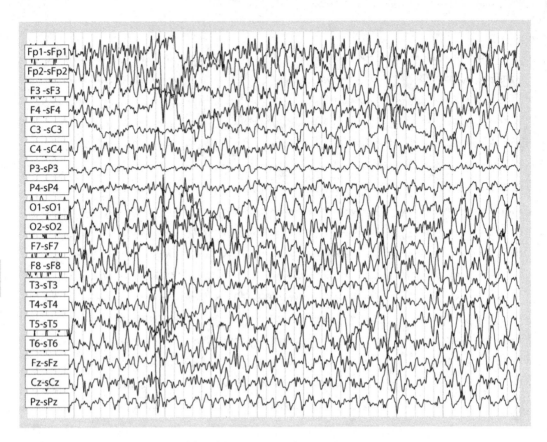

◘ Abb. 7.2   EEG im Anfall mit starrem Blick nach links

laut CTG gemeinsam mit den Gynäkologen entschieden, das Kind per Sectio zur Welt zu bringen. Danach wurde die Patientin intubiert und analgosediert auf die Intensivstation zurückübernommen. Es wurde eine hochdosierte Sedierung mit Propofol eingeleitet, die Dosierung belief sich auf 400–500 mg/h. Da es darunter weiterhin zu Grand Maux kam, wurde Valproat mit 2,4 g aufgesättigt. Da sich im EEG-Monitoring weiterhin epileptische Aktivität zeigte (◘ Abb. 7.2), wurde Phenytoin, 750 mg als Kurzinfusion und anschließend 400 mg Erhaltungsdosis, dazu gegeben. Beide Antiepileptika wurden unter Spiegelkontrolle weiter dosiert, und in der Dreifachkombination mit Propofol konnte im EEG-Monitoring ein Burst-Suppression-Muster festgestellt werden. Bei einem erneuten Grand Mal und wegen der Befürchtung eines Propofol-Infusionssyndroms wurde die Narkose auf Thiopental und Esketamin umgestellt. Erwartungsgemäß kam es unter dieser Medikation zu einer Kreislaufdepression, die durch hochdosierte Katecholamine, 6 mg Norepinephrin pro Stunde, aufgefangen wurde. Nach 30-stündiger Therapie mit Thiopental wurde diese Therapie beendet. Im EEG-Monitoring waren überwiegend Suppressionsphasen zu beobachten. Klinisch imponierte eine Hirnstammareflexie mit lichtstarren, entrundeten Pupillen. Im Verlauf besserte sich das, die Pupillen wurden enger und lichtreagibel und eine Spontanatmung stellte sich ein. Ein neues Problem entstand durch eine sich rasant entwickelnde Sepsis mit 24.000 Leukozyten und einem CRP von über 300 mg/l. Sowohl die kreislaufdepressive Wirkung des Thiopental als auch die Sepsis führten zu akuten kardialen Problemen in Form von ventrikulären Tachykardien, aus denen sich ein Herzstillstand entwickelte. Trotz einer 75-minütigen Reanimation mit Herzdruckmassage, Adrenalin, Atropin, Noradrenalin, Adrenalin und Dobutamin gelang es nicht, das Herz wieder zum Schlagen zu bringen, sodass Frau R. verstarb.

7.2   Fallanalyse

Wie aufgrund der allgemeinen Prävalenz zu erwarten, leiden 0,5–1% der Schwangeren an Epilepsie (Senf u. Schmitz 2009). Auch wenn in der überwältigenden Mehrheit von mehr als 90% Schwangerschaft und Geburt normal verlaufen und gesunde Kinder zur Welt kommen, gibt es einige Problembereiche. Diese sind
- die antiepiletikainduzierte Teratogenität,
- die Veränderung der Anfallsfrequenz während der Schwangerschaft,
- geburtshilfliche Probleme und
- das Stillen.

Frauen mit einer Epilepsie, bei denen ein Kinderwunsch besteht, sollten vor einer geplanten Schwangerschaft dahingehend beraten werden, dass sie mit hoher Wahrscheinlichkeit eine normale Schwangerschaft und die Geburt eines gesunden Kindes erwarten können. Bei Patientinnen, die unter einer antiepileptischen Behandlung 2 Jahre anfallsfrei waren, ist ein Auslassversuch vor der geplanten Schwangerschaft durchaus gerechtfertigt. Hierbei ist darauf zu achten, dass das Antiepileptikum 6 Monate vor der geplanten Empfängnis abgesetzt wird. Treten darunter erneut Anfälle auf oder ist es unter der antiepileptischen Therapie zur Konzeption gekommen, ist es unverzichtbar, die antiepileptische Behandlung durch- bzw. fortzuführen. Die Anfallskontrolle sollte mit dem Antiepileptikum der Wahl hinsichtlich des Anfallstyps und des Epilepsiesyndroms erfolgen. Dieses sollte möglichst mit einer Monotherapie in niedrigster, effektiver Dosis erreicht werden.

Aktuelle Untersuchungen konnten für Lamotrigin und Levetiracetam keine teratogene Wirkung nachweisen (Cunnington et al. 2011; Mawhinney et al. 2013). Valproat ist das Antiepileptikum mit dem größten teratogenen Potenzial (Morrow et al. 2006). Vor diesem Hintergrund erfolgte im aktuellen Fall bei Kinderwunsch die Umstellung von Valproat auf Lamotrigin. Auch wenn die Studien divergente Ergebnisse erbrachten, scheinen Phenytoin und Carbamazepin eine leicht erhöhte Fehlbildungsrate zu bedingen (Meador et al. 2008; Morrow et al. 2006). Topiramat weist ebenfalls eine leicht erhöhte Fehlbildungsrate auf (Hunt et al. 2008; Tomson u. Battino 2012). Eine Polytherapie ist mit einer erhöhten Fehlbildungsrate behaftet. Das gilt insbesondere dann, wenn Valproat Teil der Medikation ist (Holmes et al. 2011).

Es kann während der Schwangerschaft zu einer Zunahme der Anfallsfrequenz kommen, wobei der Anteil der Frauen mit erhöhter Anfallsfrequenz zwischen 4 und 75% variiert (Gjerde et al. 1988; Schmidt et al. 1983; Yerby u. Leppik 1990). Neuere Arbeiten sehen die Rate für eine erhöhte Anfallsfrequenz deutlich niedriger (Eurap Study Group 2006). Mehrere Gründe scheinen zu einer erhöhten Anfallsfrequenz beizutragen:

- Niedrigere Serumkonzentration der Antiepileptika:
  - Veränderungen der Resorption und Elimination der antiepileptischen Medikation,
  - Zunahme des Plasmavolumens und des Volumens der extrazellulären Flüssigkeit und
  - eine gesteigerte metabolische Kapazität der mütterlichen Leber sind Faktoren, die zu einer niedrigeren Konzentration der Antiepileptika im Blut führen können. Die Serumkonzentration von Lamotrigin, Levetiracetam und Oxcarbazepin sinkt während der Schwangerschaft besonders stark ab (Pennell 2008). Bei Frau R. war in der 27. Schwangerschaftswoche der Lamotrigin-Spiegel erniedrigt und es trat ein Grand Mal auf. Aus diesen beiden Gründen wurde Lamotrigin zweimal um je 25 mg erhöht, was allerdings sowohl im Hinblick auf den Serumspiegel als auch auf die Klinik nicht ausreichend war.
- Ein sehr wichtiger und häufiger Grund für das Ansteigen der Anfallsfrequenz ist die verminderte Compliance hinsichtlich der antiepileptischen Medikation aus Angst vor möglichen Auswirkungen auf den Fetus bzw. Embryo (May et al. 2009).
- Darüber hinaus kann die Schwangerschaft durch Änderung des Schlafrhythmus Anfälle provozieren.

In Abhängigkeit vom Wirkstoff unterscheidet sich die Rate der Frauen, die während der Schwangerschaft anfallsfrei bleiben (◻ Tab. 7.1. Unter Valproat bleiben die Frauen in 78% anfallsfrei, unter Lamotrigin sind es nur 57% und unter Oxcarbazepin nur 42% (EURAP 2006). Das Auftreten mehrerer Grand-Mal-Anfälle (>5) während der Schwangerschaft scheint mit einem verminderten Intelligenzquotienten des Kindes assoziiert zu sein (Adab et al. 2004). Das Risiko, dass Anfälle in der Schwangerschaft kindliche Fehlbildungen, Verletzungen oder Todesfälle verursachen, scheint relativ gering zu sein (Eurap Study Group 2006). Frau R.'s Kind wurde in der Situation von rezidivierenden Grand Maux per Sectio entbunden, kam gesund zur Welt und hat sich im weiteren Verlauf bisher normal und gut entwickelt. Die Auftretenswahrscheinlichkeit für einen Status epilepticus in der

◘ Tab. 7.1 Sicherheit häufig verwendeter Antiepileptika in der Schwangerschaft

Substanz	Anfallsfreiheit (%)[a]	Fehlbildungsrate (%)[b]	Spiegelabfall[c]
Carbamazepin	66	3,4–8,7	+
Lamotrigin	57	2–4,5	++
Levetiracetam	62	2–3	++
Oxcarbazepin	42	2–3	++
Topiramat	?	4,2–6,8	+
Valproat	78	5,6–24	+

[a] Eurap 2006.
[b] Tomson u. Battino 2012.
[c] Penell 2008.

Schwangerschaft wird mit 1–2% beziffert (Beach et al. 2008; Eurap Study Group 2006). In den Schwangerschaftsregistern wurde keine Mortalität beobachtet (Eurap Study Group 2006; Battino et al. 2013). Die Mortalitätsrate beim Status epilepticus liegt bei 19% und für den refraktären Status epilepticus bei 42% (Vooturi et al. 2014). Der vorgestellte Fall stellt einen der wenigen Fälle mit Status epilepticus dar, der leider tödlich endete.

7.3 Empfehlungen

Besonders wichtig ist eine eingehende Aufklärung über Nutzen und Risiko der Medikation und Risiken, die durch die Anfälle hervorgerufen werden, um die Compliance zu verbessern. Als günstige Arzneimittel hinsichtlich der Fehlbildungsrate haben sich Lamotrigin und Levetiracetam erwiesen. Während der Schwangerschaft sollte eine engmaschige Anbindung an eine neurologische Praxis gewährleistet sein, um durch Zwischenanamnese und Serumspiegelkontrollen die Dosierung des Antiepileptikums anzupassen. Auch nach der Geburt sind neurologische Untersuchungen und Spiegelkontrollen unbedingt notwendig, um rechtzeitig eine Überdosierung zu erkennen und eine Dosisreduktion durchzuführen. Bei positiver Familienanamnese hinsichtlich Neuralrohrdefekten ist möglichst eine Behandlung mit Carbamazepin oder Valproat zu unterlassen. Bei der Behandlung mit Carbamazepin oder Valproat sollte der Patientin die Möglichkeit der pränatalen Diagnostik mit der Frage nach Neuralrohrdefekten angeboten werden. Bei Therapie mit Valproat soll die Tagesdosis auf 3–4 Einzelgaben verteilt werden, um zu hohe Plasmaspiegel zu vermeiden. Aufgrund der Interaktion der Antiepileptika mit Folsäure und aufgrund des Zusammenhangs zwischen niedrigem Folsäurespiegel und Fehlbildungsrate ist eine Folsäuresubstitution (5 mg/Tag) empfehlenswert. Diese sollte am besten bereits vor der Empfängnis begonnen werden, in jedem Fall aber ab Bekanntwerden der Schwangerschaft.

7

> **Merksätze**
> ▬ Frauen mit einer Epilepsie sollten während der Schwanger-
> schaft besonders eng an den behandelnden Neurologen
> angebunden sein.
> ▬ Regelmäßige Spiegelkontrollen des Antiepileptikums sollten
> erfolgen.
> ▬ Vor allem bei einer Behandlung mit Lamotrigin, Levetiracetam
> oder Oxcarbazepin ist mit einer Absenkung des Medikamen-
> tenspiegels während der Schwangerschaft zu rechnen.
> ▬ Eine Polytherapie, vor allem Kombinationen, die Carbamaze-
> pin, Valproat oder Phenobarbital enthalten, sollten vermieden
> werden.
> ▬ Frauen mit einer Antiepileptikatherapie sollten möglichst
> schon vor der Konzeption und definitiv während der Schwan-
> gerschaft Folsäure in einer Dosis von 5 mg pro Tag einneh-
> men.

Literatur

Adab N, Kini U, Vinten J et al. (2004) The longer term outcome of children born to
mothers with epilepsy. J Neurosurg Psychiatry 75: 1575–1583

Battino D, Tomson T, Bonizzoni E et al. (2013) Seizure control and treatment chan-
ges in pregnancy: observations from the EURAP epilepsy pregnancy registry.
Epilepsia 54: 1621–1627

Beach RL, Kaplan PW (2008) Seizures in pregnancy: diagnosis and treatment. Int
Rev Neurobiol 83: 259–271

Cunnington MC, Weil JG, Messenheimer JA et al. (2011) Final results from 18 years of
the International Lamotrigine Pregnancy Registry. Neurology 76: 1817–1823

EURAP Study Group (2006) Seizure control and treatment in pregnancy – Observations from the EURAP Epilepsy Pregnancy Registry. Neurology 66: 354–360

Gjerde IO, Strandjord RE, Ulstein M (1988) The course of epilepsy during pregnancy: a study of 78 cases. Acta Neurol Scand 78:198–205

Holmes LB, Mittendorf R, Shen A et al. (2011) Fetal effects of anticonvulsant poly-
therapies: different risks from different drug combinations. Arch Neurol 68:
1275–1281

Hunt S, Russell A, Smithson WH et al. (2008) Topiramate in pregnancy – prelimi-
nary experience from the UK Epilepsy and Pregnancy Register. Neurology 71:
272–276

May TW, Pfäfflin M, Coban I et al. (2009) Frauen mit Epilepsie: Befürchtungen,
Wissen, Beratungsbedarf. Nervenarzt 80: 174–183

Mawhinney E, Craig J, Morrow J et al. (2013) Levetiracetam in pregnancy: results
from the UK und Ireland epilepsy and pregnancy registers. Neurology 80:
400–405

Meador K, Reynolds MW, Crean S et al. (2008) Pregnancy outcomes in women
with epilepsy: a systematic review and meta-analysis of published pregnancy
registries and cohorts. Epilepsy Res 81: 1–13

Morrow J, Russell A, Guthrie E et al. (2006) Malformation risks of antiepileptic
drugs in pregnancy: a prospective study from the UK epilepsy and pregnancy
register. J Neurol Neurosurg Psychiatry 77: 193–198

Pennell PB (2008) Antiepileptic drugs during pregnancy: What is known and
which AEDs seem to be safest? Epilepsia 49 Suppl 9: 43–55

Schmidt D, Canger R, Avanzini G et al. (1983) Change of seizure frequency in pregnant women. J Neurol Neurosurg Psychiatry 46: 751–755

Senf P, Schmitz B (2009) Epilepsie: Unsicherheit vermeiden. AP Neurologie Psychiatrie 34–39

Tomson T, Battino D (2012) Teratogenic effects of antiepileptic drugs. Lancet Neurology 11: 803–813

Vooturi S, Jayalakshmi S, Sahu S et al. (2014) Prognosis and predictors of outcome of refractory generalized convulsive status epilepticus in adults treated in neurointensive care unit. Clin Neurol Neurosurg 21(126C): 7–10

Yerby MS, Leppik I (1990) Epilepsy and the outcome of pregnancy. J Epilepsy 3: 193–199

Schwindel und okulomotorische Störungen unter Antikonvulsiva-Therapie

M. Dafotakis

F. Block (Hrsg), *Komplikationen in der Neurologie*,
DOI 10.1007/978-3-662-47880-6_8, © Springer-Verlag Berlin Heidelberg 2016

8.1 Falldarstellung 1

■ **Anamnese**

Frau H., eine 24-jährige Studentin der Sozialwissenschaften mit bekannter idiopathischer Grand-Mal-Epilepsie, stellte sich notfallmäßig aufgrund eines ausgeprägten lageabhängigen Schwindels in unserer Notaufnahme vor.

Die Beschwerden hätten vor ca. 1 Woche begonnen. Wann immer sie sich hinlege, komme es zu einem nicht enden wollenden Drehschwindel mit starker Übelkeit. Sie habe die letzten Tage im Sitzen geschlafen, um überhaupt ein »wenig Ruhe« zu finden. Sie sei aber nicht mehr in der Lage, ihr Studium fortzusetzen, da schon kleinste Bewegungen, die ihren Kopf in eine leicht horizontale Lage brächten (Schublade aufziehen, Schuhe zubinden), den starken Schwindel wieder auslösten. Aufgrund einer Zunahme der Krampfanfälle war die Lamotrigin-Dosis vor 3 Monaten von 2-mal 200 mg auf 2-mal 300 mg gesteigert worden. Die Pille habe sie vor 2 Wochen, nach der Trennung von ihrem Freund, abgesetzt.

■ **Befund**

Klinisch fand sich eine leicht somnolente Patientin mit einer sakkadierten Blickfolge. Die übrigen Hirnnerven sowie die Motorik, Reflexe und Sensibilität waren altersentsprechend unauffällig. Lediglich bei der Koordinationsprüfung fand sich ein leicht ataktischer Finger-Nase- und Knie-Hacke-Versuch beidseitig sowie ein ungerichtetes Schwanken im Romberg-Stehversuch ohne relevante Zunahme bei Augenschluss. Im Dix-Hallpike-Manöver jedoch fand sich sowohl bei Lagerung nach links als auch nach rechts ein akut einsetzender, feinschlägiger vorwiegend horizontal schlagender Nystagmus (zum unten liegenden Ohr) ohne Habituation (jeweils mindestens 5 min Wartezeit).

Der Lamotrigin-Spiegel lag bei 32 µg/ml (therapeutischer Bereich: 3–14 µg/ml). Das EEG zeigte mittelschwere Allgemeinveränderungen, jedoch keine epilepsietypischen Potenziale.

■ **Verlauf**

Nach Reduktion der Medikation auf 2-mal 150 mg (innerhalb von 2 Wochen) kam es zu einem raschen Sistieren der Schwindelbeschwerden. Das EEG normalisierte sich zu einem α-EEG.

8.2 Falldarstellung 2

■ **Anamnese**

Herr K., ein 72-jähriger ehemaliger Lehrer, wurde uns über die Schmerzambulanz vorgestellt, wo er aufgrund einer Trigeminusneuralgie mit Carbamazepin (2-mal 400 mg retard) anfangs und für die Dauer von 6 Wochen mit Erfolg behandelt worden war. Anschließend habe die Wirkung aber nachgelassen und da keine ausreichende Schmerzreduktion mehr bestand, wurde zusätzlich noch Gabapentin (3-mal 600 mg) eindosiert. Unter dieser Kombination waren die Schmerzen wieder »auszuhalten«, jedoch klagte der Patient neben einer allgemeinen Müdigkeit über Schwindel, welcher sich vor allem in Form von Oszillopsien und einer Gang- und Standunsicherheit manifestierte.

■ **Befund**
Klinisch fand sich ein wacher, jedoch leicht sedierter Patient mit einem Blickrichtungsnystagmus zu allen Richtungen. Die Blickfolge war zusätzlich sakkadiert. Der übrige Befund war bis auf eine leichte Dysarthrophonie sowie eine leichte Ataxie beim Gehen regelrecht.

Der Carbamazepin-Spiegel war mit 7 mg/l (Richtwert 4–10 mg/l) nicht im toxischen Bereich. Der Kreatininwert war grenzwertig auf 1,1 mg/dl erhöht und die glomeruläre Filtrationsrate (GFR) war mit 50 ml/min leicht eingeschränkt. Der Harnstoffwert war normal.

■ **Verlauf**
Die Gabapentin-Medikation wurde über 2 Wochen langsam wieder abdosiert und letztlich ganz abgesetzt. Gleichzeitig wurde die Carbamazepin-Dosis auf 3-mal 300 mg retard umgestellt. Unter diesem Regime kam es zu einer deutlichen Besserung der Müdigkeit und des Schwindels. Auch die Dysarthrophonie war nicht mehr nachweisbar. Der Blickrichtungsnystagmus bestand – wenn auch nur noch in horizontaler Richtung – fort.

8.3 Fallanalyse und Empfehlungen

Alle Antikonvulsiva haben entsprechend ihres Indikationspektrums eine Wirkung auf das zentrale Nervensystem.

In der klinischen Praxis steht dabei Carbamazepin, schon allein wegen seiner weiten Verbreitung auch außerhalb der antikonvulsiven Behandlung (z. B. Trigeminusneuralgie wie in unserem Fall, Phasenprophylaxe der Zyklothymie, neuropathische Schmerzen) im Vordergrund. Chemisch gesehen gehört das Carbamazepin in die Gruppe der trizyklischen Antidepressiva (McNamara et al. 1998). Neben der Müdigkeit werden oft unspezifische Schwindelbeschwerden angegeben, die schwer von einem allgemeinen Erschöpfungsgefühl abzugrenzen sind. Werden jedoch systematische Schwindelsymptome berichtet, so finden sich in der klinischen Untersuchung regelhaft ein Blickrichtungsnystagmus und andere Zeichen der akuten zerebellären Störung wie Ataxie und Störung der Stellreflexe (Umeda u. Sakata 1977). Anzumerken ist hierbei, dass nicht unbedingt über dem oberen therapeutischen Medikamentenspiegelbereich liegende Konzentrationen vorliegen müssen, um die entsprechenden klinischen Befunde hervorzurufen (McNamara et al. 1998), wie dies auch bei unserem Patienten Herrn K. in der 2. Falldarstellung der Fall war.

Mitunter berichten die Patienten nur über intermittierend auftretenden Schwindel, der sich häufig 3–6 h nach Einnahme der ersten Tagesdosis zeigt. Hier sollte darüber nachgedacht werden, die favorisierte 2-mal tägliche Verabreichung weiter aufzuteilen (bis zu 4-mal täglich), um so die Peak-dose-Effekte abzumildern.

Auch ist Vorsicht geboten bei Eindosierung anderer Medikamente, die leberenzymabhängig verstoffwechselt werden (z. B. andere Antikonvulsiva, Acetazolamid, Neuroleptika, Lithium, viele Antibiotika, Phenprocoumon) und somit den Metabolismus des Carbamazepins beeinflussen können. Natürlich können bei gleichzeitiger Gabe weiterer zentral wirksamer Medikamente mit ähnlichem Nebenwirkungsprofil (wie in Fall 2 Gabapentin) die Nebenwirkungen verstärkt werden. Umgekehrt sollte jedoch an dieser Stelle auch daran erinnert werden, dass ca. 4–8 Wochen nach Beginn einer Carbamazepin-Therapie eine P-450-Enzyminduktion stattfindet (Autoinduktion), die die Carbamazepin-Spiegel absinken lässt und häufig zu einer Anhebung der Tagesdosis zwingt (Dafotakis 2006). Durch diesen Mechanismus ist die anfänglich gute Wirksamkeit des Carbamazepins mit anschließendem Wirkungsverlust bei Herrn K. zu erklären. Durch die Beendigung der Gabapentin-Medikation (bei eingeschränkter Nierenfunktion ohnehin zu hoch dosiert) und die Verteilung auf 3 Tagesgaben eines retardierten Präparates mit nur leichter Erhöhung der Gesamttagesdosis (vorher 800 mg, später 900 mg) konnte eine gute Wirksamkeit erzielt werden, ohne dass es zu relevanten Nebenwirkungen kam.

Zu den neueren Antikonvulsiva liegen naturgemäß weniger ausführliche Untersuchungen und Fallbeschreibungen vor, jedoch sind Schwindelsensationen bei Lamotrigin keine seltene Nebenwirkung (Dafotakis 2006), die insbesondere bei zu schneller Aufdosierung (hierbei vor allem in Kombination mit Valproinsäure) und bei der Hochdosis-Monotherapie auftritt. Dabei kann –wie bei unserer Patientin Frau H. in Fall 1 – ein zentraler Lagenystagmus/-schwindel nachweisbar sein. In dem vorliegenden Fall war zudem die Beendigung einer Kontrazeption mit einem ethylestradiolhaltigen Präparat erfolgt, welches die Lamotrigin-Spiegel um bis zu 50% anheben kann (Christensen et al. 2007). Diese Tatsache ist zu bedenken, da allgemein umgekehrt der Einfluss von Lamotrigin auf die Wirksamkeit der Pille nur sehr gering ist (Weil et al. 2010).

- **Andere Antikonvulsiva**

Phenytoin gehört zu den Substanzen, deren zerebelläre Toxizität unbestritten ist (Lindvall u. Nilsson 1984; McLain et al. 1980). Die akute Phenytoin-Vergiftung zeigt sich in einer langanhaltenden Gleichgewichtsstörung mit Ataxie und einer schweren Störung der posturalen Reflexe, die in der Posturografie einem typischen 3 Hz »fore-aft body sway« entspricht (Brandt 1999). Bei der Okulomotorikprüfung können neben einem Blickrichtungsnystagmus, ein Up- oder Downbeat-Nystagmus oder auch ein periodisch alternierender Pendelnystagmus sowie eine internukleäre Opthalmoplegie auftreten (Brandt 1999). Hinzuweisen ist schließlich noch darauf, dass Phenytoin im Gegensatz zu vielen anderen Antikonvulsiva eigentlich kaum sedierende Eigenschaften in der Dauertherapie aufweist, jedoch in der akuten Vergiftungsphase (hier insbesondere bei intravenöser Verabreichung) eine zentralnervöse Dämpfung eher die Regel als die Ausnahme darstellt (McNamara 1998).

Die Gruppe der Barbiturate (Phenobarbital, Primidon) ist gekennzeichnet durch ihren vorwiegend sedierenden Effekt, jedoch lassen sich häufig auch Gleichgewichtsstörungen mit einer Ataxie nachweisen. Die Okulomotorikprüfung kann neben einem Blickrichtungsnystagmus eine gestörte Sakkadengenerierung, eine Störung des vestibulookulären Reflexes, eine internukleäre Opthalmoplegie oder auch einen zentralen Lagenystagmus/-schwindel ergeben (Brandt 1999).

Die bei der antikonvulsiven Therapie eingesetzten Benzodiazepine (Diazepam > Clonazepam > Clobazam) rufen am ehesten Unsicherheitsgefühle durch Störung der Blickhaltefunktion, des Sakkadensystems und des vestibulookulären Reflexes hervor (Brandt et al. 1998).

Auch für Topiramat, Ethosuximid, Vigabatrin, Tiagabin, Felbamat und Gabapentin sind Schwindelbeschwerden – häufig jedoch auch unsystematischer Natur – beschrieben (Feuerstein 2001).

Merksätze

- Nahezu alle Antikonvulsiva sind in der Lage, Schwindelbeschwerden auszulösen, wobei häufig Überdosierungen vorliegen, die aufgrund von zu hoher Dosis, einem veränderten Stoffwechsel (Stichwort: Niereninsuffizienz), einer Interaktion (z. B. durch ein neues Medikament, das den Abbauweg inhibiert) zustande kommen.
- Daneben können aber auch Störungen der Okulomotorik auftreten, ohne dass eine »formal toxische« Dosis vorliegt.
- Der häufigste klinische Befund einer individuellen »Überdosierung« stellt der Blickrichtungsnystagmus (vor allem in horizontaler Richtung dar).

Literatur

Brandt T (1999) Vertigo – its multisensory syndromes, 2nd edn. Springer, London
Brandt T (1998) Vestibuläre Funktionsstörungen und Schwindel. In Huber A, Kömpf D (Hrsg) Klinische Neuroopthalmologie. Thieme, Stuttgart, S 614–615

Christensen J, Petrenaite V, Atterman J et al. (2007) Oral contraceptives induce lamotrigine metabolism: evidence from a double-blind, placebo-controlled trial. Epilepsia 48: 484–489

Dafotakis M (2006) Schwindel. In: Block F, Prüter C (Hrsg) Medikamentös induzierte neurologische und psychiatrische Störungen. Springer, Heidelberg

Feuerstein TJ (2001) Antikonvulsiva, Konvulsiva – Pharmakotherapie der Epilepsien. In: Forth W, Henschler D, Rummel W (Hrsg) Allgemeine und spezielle Pharmakologie und Toxikologie, 8. Aufl. Urban & Fischer, München, S 309–323

Huber A, Kömpf D (Hrsg) (1998) Klinische Neuroopthalmologie. Thieme, Stuttgart

Lindvall O, Nilsson B (1984) Cerebellar atrophy following phenytoin intoxication. Ann Neurol 16: 258–260

McLain LW Jr, Martin JT, Allen JH (1980) Cerebellar degeneration due to chronic phenytoin therapy. Ann Neurol 7: 18–23

McNamara JO (1998) Drugs effective in the therapy of the epilepsies. In: Hardman JG, Limbird LE et al. (eds) Goodman & Gilman Pharmakologische Grundlagen der Arzneimitteltherapie. McGraw-Hill, Frankfurt am Main, S 488–490

Umeda Y, Sakata E (1977) Equilibrium disorder in carbamazepine toxicity. Ann Otol Rhinol Laryngol 86: 318–322

Weil S, Deppe C, Noachtar S (2010) The treatment of women with epilepsy. Dtsch Arztebl 107: 787–793

8

Halluzinationen bei Morbus Parkinson

F. Block

F. Block (Hrsg), *Komplikationen in der Neurologie*,
DOI 10.1007/978-3-662-47880-6_9, © Springer-Verlag Berlin Heidelberg 2016

9.1 Falldarstellung

- **Anamnese**

Bei dem 59-jährigen Herrn M. wurde 2001 die Diagnose Morbus Parkinson gestellt. Als Leitsymptome bestanden rechtsseitige Schulterschmerzen, Koordinationsstörungen und ein Tremor der rechten Hand. Es wurde mit einer Medikation aus Pramipexol, 3-mal ½ Tablette 0,018 mg, und Selegelin, 5 mg, begonnen. Das Pramipexol wurde innerhalb von 2 Wochen auf 3-mal 0,18 mg gesteigert. Da Herr M. darunter noch keine wesentliche Verbesserung verspürte, wurde das Pramipexol auf 3-mal 0,35 mg erhöht, was ihm eine gewisse Linderung verschaffte. Im Jahr 2005 wurde die Medikation um initial 3-mal 50 mg L-Dopa ergänzt, welches innerhalb eines halben Jahres auf 4-mal 100 mg erhöht wurde. Aufgrund von Problemen beim Umdrehen im Bett wurde nach einem halben Jahr die Medikation um 100 mg L-Dopa retard zur Nacht ergänzt. Im Mai 2011 musste Pramipexol auf 3-mal 0,7 mg erhöht werden. Im Jahr 2013 wurde Herr M. für 2 Wochen in einer Parkinson-Fachklinik behandelt. Bei Aufnahme dort bestand eine leichte Hypomimie, ein fein- bis mittelschlägiger Ruhe- und Haltetremor beidseits. Im Stehen zeigte sich eine gebundene Haltung, der Gang war unsicher und mittelschrittig. Im motorischen Teil der UPDRS (Unified Parkinson Disease Rating Scale) wurden 23 Punkte erreicht. Herr M. gab Trugbilder ohne emotionale Begleitung an. Aufgrund der Trugbilder wurde die Pramipexol-Dosis auf 1,4 mg reduziert, und um den Tremor zu verbessern, wurde Biperiden 3-mal 0,5 mg dazugegeben. Bei positivem Ansprechen und vom Patienten gewünschter weiterer Besserung wurde Biperiden auf 3-mal 0,5 mg erhöht. Im Entlassungsbericht wird als Abschlussergebnis eine subjektiv und objektiv leicht gebesserte Parkinson-Symptomatik beschrieben, Trugbilder seien während des Aufenthaltes nicht mehr aufgetreten. 3 Monate nach der Entlassung wurde Herr M. aufgrund von Halluzinationen von dem ambulant betreuenden Nervenarzt eingewiesen.

- **Befunde**

Bei Aufnahme im Krankenhaus sahen wir einen Patienten in gutem Allgemein- und Ernährungszustand. Über der Lunge war ein leichtes Giemen zu auskultieren, der Blutdruck war mit 145/75 mmHG normwertig. Neurologisch zeigten sich leichte Hyperkinesen, keine Hypomimie, ein rechts betonter Rigor und Tremor. Letzterer erwies sich sowohl als Ruhetremor als auch als Aktionstremor. Das Gangbild war leicht vornübergebeugt bei mittelgradiger Schrittgeschwindigkeit und es wurden 3 Schritte für eine 180°-Drehung benötigt. Psychisch war Herr M. wach, zu allen Qualitäten orientiert, es bestanden leichte Aufmerksamkeitsstörungen und er berichtete über optische Halluzinationen in Form von erwachsenen Menschen. Von Letzteren konnte er sich überwiegend distanzieren, sie haben ihn aber gelegentlich über eine Angst machende Komponente beeinträchtigt.

Im Labor fiel eine leichtgradige Hyponatriämie von 121 mmol/l (Referenzbereich 135–145 mmol/l), ein nitrit-positiver Harnwegsinfekt und ein gering erhöhtes CRP 37 mg/l (Referenzbereich <5,0 mg/l) auf, die übrigen Parameter waren normwertig.

Die Parkinson-Medikation bestand aus Pramipexol 1,4 mg, L-Dopa plus Entacapon 3-mal 100 mg, Rasagilin 1 mg, Biperiden 4-mal 0,5 mg. Zudem nahm Herr M. aufgrund der chronisch-obstruktiven Lungenerkrankung (COPD) Tiotropiumbromid und wegen der Hypertonie Candesartan 2-mal 8 mg und Hydrochlorothiazid 12,5 mg.

■ **Verlauf**

Die leichte Hyponatriämie wurde durch 3-mal 2 NaCl-Kapseln pro Tag und durch Umstellen der diuretischen Medikation von Hydrochlorothiazid auf Xipamid 20 mg innerhalb von 2 Tagen behoben. Der Harnwegsinfekt wurde mit einer antibiotischen Behandlung, Sultamicillin oral 2-mal 2 g, über 5 Tage saniert.

Da die Hyperkinesen, die optischen Halluzinationen und eine nächtliche Unruhe fortbestanden, wurde die Parkinson-Medikation geändert. Als Erstes wurde das Biperiden über 3 Tage ausschleichend abgesetzt und das Rasagilin weggelassen. Die Hyperkinesen wurden weniger, die Beweglichkeit blieb gut, aber die Halluzinationen und die nächtliche Unruhe blieben unverändert bestehen. Als Nächstes wurde Pramipexol auf 3-mal 0,18 mg schrittweise reduziert. Das führte dazu, dass sich die Beweglichkeit verschlechterte. Hyperkinesen waren nicht mehr zu beobachten und auch vom Patienten nicht mehr beschrieben. Es kam zu Off-Phasen und insgesamt war die Hypokinesie ausgeprägter. Da sowohl die Halluzinationen als auch die nächtliche Unruhe sich nicht besserten, wurde diese nun symptomatisch mit Quetiapin, intial 12,5 mg zur Nacht und im Verlauf 2-mal 25 g, behandelt. Darunter war der Nachtschlaf gut und ruhig und die optischen Halluzinationen deutlich geringer. Bei weiterhin im Vergleich zur Aufnahmesituation verschlechterter Beweglichkeit wurde Pramipexol auf 3-mal 0,35 mg erhöht. Mit nun wieder besserer Beweglichkeit, gutem Nachtschlaf und seltenen Halluzinationen konnte Herr M. nach Hause entlassen werden.

9.2 Fallanalyse

Etwa 30% der Parkinson-Patienten entwickeln im Langzeitverlauf halluzinatorische Episoden (Fénelon et al. 2000). Der Beginn manifestiert sich vor allem mit Schlafstörungen, lebhaften Träumen, Alpträumen und kurz anhaltenden visuellen Verkennungen. Im weiteren Verlauf kommt es überwiegend zu visuellen Halluzinationen, von denen sich die Patienten meist distanzieren können und die oft nicht als bedrohlich erlebt werden. Es sind meist figürliche Halluzinationen, bei denen Erwachsene, Kinder, Haustiere oder Gegenstände wahrgenommen werden (Barnes u. David 2001). Bei Herrn M. waren es optische Halluzinationen überwiegend im Form von Erwachsenen, von denen er sich meist distanzieren konnte und die ihm nur selten bedrohlich erschienen. Bei etwa 10% der Patienten treten akustische Halluzinationen auf, somatische oder taktile Halluzinationen sind noch seltener (Fénelon et al. 2002). Die Halluzinationen sind anfänglich von variabler Frequenz, von meist kurzer Dauer (weniger als 1 h), und sie treten überwiegend in den Abend- und Nachtstunden auf (Fénelon et al. 2000). Im Verlauf nimmt die Symptomatik an Intensität zu, und oft entwickelt sich daraus ein chronisches Problem (Goetz et al. 2010).

Unabhängig von der Parkinson-Erkrankung stellen ein hohes Lebensalter allgemein, entsprechende prämorbide Persönlichkeitseigenschaften sowie internistische Erkrankungen wie Fieber, eine Exsikkose oder Elektrolytentgleisungen Risikofaktoren für visuelle Halluzinationen dar. Eine subklinische Erhöhung des CRP ist ebenfalls mit dem Auftreten von Halluzinationen assoziiert (Sawada et al. 2014). Substanzen, die nicht zu den Anti-Parkinson-Medikamenten gehören, können ebenfalls psychotrope Wirkungen entfalten und somit u. a. Halluzinationen hervorrufen (◘ Tab. 9.1). Dauer der Erkrankung, Schwere der Erkrankung, Schlafstörungen und kognitiver Abbau bis hin zur Demenz sind Risikofaktoren für das Auftreten von Halluzinationen unabhängig von der Medikation (Holroyd et al. 2001; Sawada et al. 2013). Dauer und Schwere des Morbus Parkinson waren als Risikofaktoren bei unserem Patienten vorhanden, verstärkend wirkten vorübergehend ein Harnwegsinfekt und eine leichte Hyponatriämie. Alle Medikamente, die zur Behandlung des Morbus Parkinson eingesetzt werden, können das Auftreten von Halluzination begünstigen bzw. verursachen (Zahodne u. Fernandez 2008). Die Intensität der propsychotischen Wirkung stellt sich in absteigender Reihenfolge wie folgt dar:

- Anticholinergika,
- Monoaminooxidase(MAO)-B-Hemmer,
- Amantadin,
- Dopaminagonisten,
- Catechol-O-Methyltransferase(COMT)-Hemmer und
- L-Dopa (Levodopa).

Bei Auftreten von Halluzinationen ist im ersten Schritt nach auslösenden Faktoren wie Infekt oder Dehydratation zu fahnden und bei positivem Befund sollten diese korrigiert bzw. behandelt werden. Lässt sich so etwas nicht finden oder reichen die Maßnahmen nicht aus, so ist die Anti-Parkinson-Medikation zu überprüfen. Anticholinergika sollten aufgrund des schlechten Nutzen-Risiko-Verhältnisses abgesetzt werden. Im nächsten Schritt sind MAO-Hemmer und Amantadin zu reduzieren bzw. abzusetzen. Erst dann sollte über eine vorsichtige Reduktion der Dopaminagonisten und des L-Dopa nachgedacht werden. Durch diese Maßnahmen sollte möglichst keine Verschlechterung der motorischen Symptome hervorgerufen werden.

◻ Tab. 9.1 Medikamente, die psychotrope Wirkungen auslösen können. (Nach Minov et al. 2006)

Substanzgruppen	Beispiele
Analgetika	Nichtsteroidale Antirheumatika, Oxycodon
Antibiotika	Tuberkulostatika, Betalactam-Antibiotika, Fluoroquinolone, Makrolidantibiotika, Metronidazol, Sulfonamide, Trimethoprim-Sulfamethoxazol
Anticholinergika	Biperiden, Atropin
Antidementiva	Donezepil
Antidepressiva	Trizyklische Antidepressiva, Venlafaxin
Antiepileptika	Phenytoin, Levetiracetam
Antihistaminika	Cimetidin
Antihypertensiva	ACE-Hemmer, β-Blocker, Kalziumantagonisten, Nitroprussid
Antimykotika	Voriconazol
Antipsychotika	Chlorpromazin, Levomepromazin,
Immuntherapeutika	Interferon-α, β-Interferon
Kardiaka	Azetazolamid, Digoxin, Disopyramid, Procainamid
Kortikosteroide	Prednison, Dexamethason
Muskelrelaxanzien	Baclofen, Tizanidin
Narkotika	Barbiturate
Nonbenzodiazepine	Zolpidem
Virustatika	Aciclovir, antiretrovirale Therapeutika

Deshalb sollte vor einer zu deutlichen Reduktion der dopaminergen Medikation antipsychotisch behandelt werden. Das atypische Neuroleptikum Clozapin ist das Mittel der Wahl (Pollak et al. 2004) und für diese Indikation sogar zugelassen. Es sollte in einer Dosis von 6,25 mg begonnen werden und kann ohne Verschlechterung der Parkinson-Symptomatik bis auf 50 mg gesteigert werden. Die potenziellen Nebenwirkungen wie Agranulozytose, Myokarditis oder Thrombose wirken auf viele Patienten abschreckend und machen engmaschige Blutbildkontrollen notwendig. Wegen der deutlich geringeren Nebenwirkungen wird üblicherweise Quetiapin initial versucht, auch wenn die Datenlage zu Wirksamkeit und Verträglichkeit bei psychotischen Parkinson-Patienten sehr kontrovers ist. Bei Quetiapin wird mit 12,5 mg eingestiegen und es kann bis auf 100 oder 200 mg erhöht werden. Von der Therapie mit anderen sog. atypischen Neuroleptika wie Risperidon oder Olanzapin ist wegen der Zunahme der motorischen Symptome dringend abzuraten.

9.3   Empfehlungen

Bei akutem Auftreten von Halluzinationen ist zuerst nach auslösenden Aspekten wie Infekt oder Exsikkose zu suchen. Wird man dabei fündig, so ist die jeweilige Pathologie zu behandeln. Treten Halluzinationen nach einer Änderung der Anti-Parkinson-Medikamente auf, so sollte diese Änderung rückgängig gemacht werden. Wenn sich solche Aspekte nicht finden lassen, so stellt entsprechend der Intensität der propsychotischen Wirkung ein Absetzen bzw. eine Reduktion der Dosis in der entsprechenden Reihenfolge (Anticholinergika, MAO-B-Hemmer, Amantadin, Dopaminagonisten, L-Dopa) die aussichtsreiche Therapiemaßnahme dar. Dabei ist darauf zu achten, dass dadurch möglichst keine Zunahme der motorischen Symptome hervorgerufen wird, da diese eine Verschlechterung des Gesamtzustandes bedeutet. Bevor die dopaminerge Medikation zu stark reduziert wird oder wenn die Halluzinationen chronisch auftreten und in ihrem Ausmaß progredient sind, sollte eine antipsychotische Therapie erfolgen. Diese würde man mit Quetiapin beginnen und, wenn das nicht ausreicht, auf Clozapin umstellen.

Um sowohl das Risiko für Halluzinationen als auch für ein Delir bzw. eine kognitive Verschlechterung zu minimieren, sollten Anticholinergika am besten gar nicht eingesetzt werden. Da kognitive Defizite bis hin zur Demenz einen Risikofaktor für das Auftreten von Halluzinationen darstellen, ist es naheliegend, dass deren Behandlung mittels Cholinesterasehemmern das Risiko minimiert. Dieses konnte in der Tat in Studien für Rivastigmin und Doenzepil nachgewiesen werden (Emre et al. 2004; Sawada et al. 2013). Allerdings gibt es nur für Rivastigmin die Zulassung zur Behandlung einer Demenz bei Morbus Parkinson.

Merksätze
- Halluzinationen sind mit ca. 30% ein häufiges Symptom im Verlauf des Morbus Parkinson.
- Es sind überwiegend optische Halluzinationen, die durch einfache Figuren gekennzeichnet sind. Die Patienten können sich meist davon distanzieren.
- Dauer und Schwere der Erkrankung, Schlafstörung und kognitiver Abbau sind Risikofaktoren für das Auftreten von Halluzinationen.
- Anti-Parkinson-Medikamente, Infekte und Exsikkose kommen als Auslöser in Frage.

Literatur

Barnes J, David AS (2001) Visual hallucinations in Parkinson's disease: a review and phenomenological survey. J Neurol Neurosurg Psychiat 70: 727–733

Emre M, Aarsland D, Albanese A et al. (2004) Rivastigmine for dementia associated with Parkinson's disease. N Engl J Med 351: 2509–2518

Fénelon G, Mahieux F, Huon R, Ziégler M (2000) Hallucinations in Parkinson's disease. Brain 123: 733–745

Fénelon G, Thobois S, Bonnet AM, Broussolle E, Tison F (2002) Tactile hallucinations in Parkinson's disease. J Neurol 249: 1699–1703

Goetz CG, Ouyang B, Negon A et al. (2010) Hallucinations and sleep disorders in PD. Neurology 75: 1773–1779

Holroyd S, Currie L, Wooten GF (2001) Prospective study of hallucinations and delusions in Parkinson's disease. J Neurol Neurosurg Psychiat 70: 734–738

Minov C, Messer T, Schmauss M (2006) Organische Psychosen. In: Block et al. (Hrsg) Medikamentös-induzierte neurologische und psychiatrische Störungen. Springer, Heidelberg, S 408–420

Pollak P, Tison F, Rascol O et al. (2004) Clozapine in drug induced psychosis in Parkinson's disease: a randomized, placebo controlled study with open follow up. J Neurol Neurosurg Psychiatry 75: 689–695

Sawada H, Oeda T, Yamamoto K et al. (2013) Trigger medications and patient-related factors of Parkinson disease psychosis requiring anti-psychotic drugs: a retrospective cohort study. BMC Neurology 13: 145

Sawada H, Oeda T, Umemura A et al. (2014) Subclinical elevation of plasma C-reactive protein and illusions/hallucinations in subjects with Parkinson's disease: a case-control study. PLOS 9: e85886

Zahodne LB, Fernandez HH (2008) A review of the pathophysiology and treatment of psychosis in Parkinson's disease. Drugs Aging 25: 665–682

Komplexe Verhaltensstörungen unter dopaminerger Therapie

M. Dafotakis

F. Block (Hrsg), *Komplikationen in der Neurologie,*
DOI 10.1007/978-3-662-47880-6_10, © Springer-Verlag Berlin Heidelberg 2016

10.1   Falldarstellung 1

■ **Anamnese**

Frau W., Ehefrau eines 61-jährigen ehemaligen, mittlerweile berenteten Chirurgen, der seit ca. 7 Jahren aufgrund eines tremordominanten Parkinson-Syndroms in neurologischer Behandlung war, kontaktierte unsere Bewegungsstörungen-Ambulanz. Sie schilderte, dass sich ihr Mann in den letzten Monaten zunehmend psychisch verändert habe und vor ca. einem halben Jahr fast täglich von ihr verlangt habe, dass sie mit ihm schlafe. Anfänglich habe sie gedacht, dass das eine »Phase« sei, die auch wieder vorbeiginge, doch als er sie morgens schon zu sexuellen Handlungen gedrängt habe, habe sie sich ihm verweigert. Unter dieser Situation hätten sie beide sehr gelitten. Mit den Wochen sei es aber wieder besser geworden, da ihr Mann ihrem Vorschlag gefolgt sei, mehr Sport zu machen. Er habe nun die meiste Zeit »außer Haus« verbracht und sei in der Zeit zu Hause wesentlich umgänglicher gewesen.

Nun habe sie einen Anruf ihrer Bank erhalten, dass ihr Mann das gemeinsame Haus mit einer Hypothek belegen wolle. Angesprochen auf dieses Telefonat, habe ihr Mann ihr unter Tränen gestanden, dass er in den vergangenen Monaten täglich 3–4 Kontakte zu Prostituierten gehabt habe und pro Tag ca. 800–1200 Euro ausgegeben habe.

■ **Befund**

Bei der Vorstellung zeigte sich ein Patient mit einem leichtgradigen rechtsbetonten hypokinetisch-rigiden Syndrom, jedoch einem deutlichen rechtsbetonten Ruhetremor der Hände. Die Medikation bestand aus 500 mg L-Dopa, 300 mg Amantadin, Biperiden 3-mal 4 mg retard, Pramipexol initial 3-mal 0,7 mg, welches zuletzt vor 7 Monaten auf 6-mal 0,7 mg gesteigert worden war, und einem COMT-Hemmer 1000 mg.

■ **Verlauf**

Es wurde die Diagnose einer dopamininduzierten Hypersexualität im Rahmen einer Impulskontrollstörung gestellt und das Pramipexol abgesetzt, worunter die Hypersexualität deutlich abnahm (Prostituierte wurden nur noch gelegentlich aufgesucht), jedoch der Tremor deutlich zunahm, sodass man sich entschied, Budipin (nach entsprechenden EKG-Kontrollen (cave: QTc-Zeit mit der Gefahr der Torsade-de-pointes-Tachykardien) einzudosieren. Zuvor wurden selbstverständlich das Amantadin und das Biperiden ebenfalls abgesetzt. Unter 3-mal 20 mg Budipin kam es im Verlauf zu einer dramatischen Besserung des Tremors.

10.2   Falldarstellung 2

■ **Anamnese**

Frau S., eine 76-jährige Patientin mit einem seit 12 Jahren bestehenden Morbus Parkinson vom Äquivalenztyp, wurde auf Betreiben des Ehemanns in unserer Bewegungsstörungen-Ambulanz vorgestellt. Es bestanden mäßige Fluktuationen der Beweglichkeit. Insgesamt ginge es ihr aber gut. Auf Nachfragen, was sie den Tag »über so mache«, antwortete sie, dass sie sehr häufig an ihren Puppen bastele. Vom Ehemann wurde berichtet, dass sie anfänglich nächtelang, mittlerweile aber auch tagsüber bei den Puppen ihrer Sammlung immer wieder die Kleidung wechsele und darüber alles andere vergesse. Der Haushalt und auch die Beziehung litten darunter sehr.

■ **Befund**

Es fand sich eine wache und orientierte Patientin mit einem mäßig schwer ausgeprägten linksbetonten Parkinson-Syndrom mit intermittierendem Ruhetremor beider Hände und milden Dyskinesien der Beine. Gehen, Stehen und Drehen waren gut möglich und es fand sich kein Hinweis auf eine Demenz.

Die Medikation bestand aus 1000 mg L-Dopa (darunter 4-mal Madopar LT 125 mg), Neupro-Pflaster 2-mal 8 mg, 1200 mg COMT-Hemmer Entacapon.

Auf die Problematik angesprochen, reagierte Frau S. verwundert und mit Unverständnis. Sie »tue niemandem etwas« und ihr Mann habe noch nie Verständnis für ihr Hobby (die Puppensammlung) gehabt. Schließlich gab sie aber zu, dass sie sich aufgrund der nächtlichen Aktivitäten tagsüber »kaputt« fühle und manche Dinge auch vernachlässige.

■ **Verlauf**

Es wurde die Diagnose eines sog. »Punding« im Rahmen des Morbus Parkinson gestellt. Die Frau S. konnte davon überzeugt werden, dass ihre nächtlichen Handlungen dazu beitrügen, tagsüber weniger »Kraft« zu haben und dass möglicherweise die Medikation dafür verantwortlich sein könnte.

Die Patientin stimmte schließlich einer Reduktion der Rotigotin-Dosis (Neupro) auf 1-mal 8 mg und einer Reduktion der Madopar-LT-Dosis auf 2-mal 125 mg zu. Im Verlauf kam es zu einer Verbesserung der Symptomatik im Sinne eines ausreichenden Nachtschlafs. Das »Hobby« bestand jedoch – wenn auch in abgeschwächter Intensität – fort.

10.3   Falldarstellung 3

- **Anamnese**

Frau D., eine 52-jährige Patientin mit seit 7 Jahren bestehendem Morbus Parkinson, stellte sich mit Überweisung durch den Hausarzt in der Bewegungsstörungen-Sprechstunde vor. Sie berichtete über eine zunehmende Unterbeweglichkeit und plötzliche Off-Phasen (Random-off). Ferner berichtete sie, dass sie bereits alle Neurologen in der Stadt »durch habe« und von »denen« keine Unterstützung mehr erhalte. Lediglich ihr Hausarzt »verstehe« sie noch. Dieser habe aber von ihr gefordert, dass sie sich bei einem »Spezialisten-Team« vorstellen müsse, da er nicht gewillt sei, die Medikation weiter zu verschreiben.

- **Befund**

Klinisch zeigte sich eine leicht überbewegliche Patientin mit einem kaum nachweisbaren hypokinetisch-rigiden Syndrom der rechten Körperseite. Frau D. selbst gab an, sich aktuell »steif« zu fühlen. Der psychopathologische Befund war bestimmt von einer gedanklichen Einengung auf die Erkrankung und die Medikation. Die Schwingungsfähigkeit war deutlich reduziert. Ein Anhalt für inhaltliche Denkstörungen ergab sich jedoch nicht.

Die Medikation bestand aus 1300 mg L-Dopa (darunter Madopar LT bis zu 5-mal/Tag), keinem COMT-Hemmer, da sie diesen nicht vertrage, Ropinirol 24 mg, Amantadin 300 mg, Azilect 1 mg.

Die weitere Anamnese ergab, dass sie vor ca. einem Jahr ihre Arbeitsstelle als Sekretärin habe aufgeben müssen. Ihr Ehemann habe sie verlassen, da er mit der Krankheit nicht »klarkomme«. Das Gespräch wechselt von Selbstmitleid (»keiner kann verstehen, was Parkinson bedeutet«) zu aggressiven Tendenzen, wenn Vorbehandler und deren Behandlungskonzepte angesprochen werden (»die wissen nicht, was für mich gut ist«).

- **Verlauf**

Die Diagnose eines dopaminergen Dysregulationssyndroms wurde gestellt. Es wurde versucht, Frau D. zu erklären, dass die Medikation wahrscheinlich dafür verantwortlich sein könnte, dass sie sich schlecht und unverstanden fühle. Daraufhin verließ die Patientin die Klinik unter der Androhung, sich bei der Ärztekammer zu beschweren. Eine Kontaktaufnahme mit dem Hausarzt ergab, dass die Frau D. auch ihn beschimpft habe und angedroht habe, ihn zu verklagen, da er nicht mehr gewillt war, die Medikation weiter zu verschreiben. Eine Wiedervorstellung ist bis heute nicht erfolgt.

10.4 Fallanalyse und Empfehlungen

Alle drei Fälle gehören zur Gruppe der wahrscheinlich dopaminerg vermittelten oder zumindest dopaminerg begünstigten komplexen Verhaltensstörung beim Morbus Parkinson. Ca. 15% der Parkinson-Patienten entwickeln im Verlauf eine Störung aus diesem Formenkreis. Dabei scheint die Therapie mit Dopaminergika eine wesentliche Rolle zu spielen, wobei Dopaminagonisten sowie schnell wirksames L-Dopa einen Risikofaktor darzustellen scheinen (Weintraub et al. 2010). Als prädisponierende Faktoren sind frühere Suchterkrankungen zu nennen, insbesondere Alkoholismus und Glücksspielsucht.

Fall 1 beschreibt dabei die klassische Impulskontrollstörung, in dem vorgestellten Fall in Form einer Hypersexualität. Daneben können Glücksspielsucht oder auch exzessives Essen auftreten. Die Impulskontrollstörung beschreibt dabei das Unvermögen, einem Impuls zu widerstehen, der für einen selbst oder für andere schädlich ist (Katzenschlager et al. 2012).

Fall 2 beschreibt ein sog. Punding. Das Wort kommt aus dem Schwedischen und wurde dort zuerst bei Patienten mit amphetamininduzierten Störungen wie sinnlosem »Auseinanderschrauben« von technischen Geräten beschrieben. Dabei meint Punding so etwas wie »blockiertes Denken« oder »blockierter Kopf«. Im neurologischen Sprachgebrauch in Bezug auf die Parkinson-Erkrankung werden spezifische, komplexe, stereotyp wiederholte Tätigkeiten bezeichnet, denen jedwede Zielorientierung fehlt und die dennoch schwer unterbrochen werden können (Wolters et al. 2008). Dabei geben die Patienten – im Gegensatz zu Patienten mit Zwangserkrankungen – keine Reduktion von innerer Spannung oder Angst an. Sie beschreiben eher ein »Wohlgefühl«, welches durch die Tätigkeit entsteht und auch der Grund dafür ist, dass sie nicht aufhören können oder wollen. Punding wird in der Regel nicht spontan berichtet und kommt wahrscheinlich häufiger vor, als die niedrigen Prävalenzzahlen von 1–2% suggerieren (Evans et al. 2004). Ein Leidensdruck entsteht erst dann, wenn die Tätigkeiten beginnen, die sozialen Bereiche (Haushalt, Umgang mit Angehörigen und Freunden) aufzuweichen. Aber auch dann sind es meist die Angehörigen, die die Patienten zum Arzt bringen.

Ähnlich wie bei dem ersten Fall ist die Reduktion der dopaminergen Medikation (Dopaminagonisten, LT-Präparate) der erste und wichtigste Schritt. Außerdem können eine Tagesstrukturierung und das Einhalten von Stundenplänen (wann wird »gebastelt« und wann nicht) helfen. Medikamentöse Therapieansätze (unkontrollierte Studien) werden für Quetipain und Amantadin berichtet (Evans et al. 2004; Fasano et al. 2011).

Fall 3 stellt ein nicht ganz so seltenes Szenario einer Patientin mit einem dopaminergen Dysregulationssyndrom (DDS) dar. Bei diesem sehr schwer zu behandelnden Syndrom können viele Aspekte einer Suchterkrankung benannt werden:

- Exzessives Steigern der Medikation, obwohl keine Notwendigkeit besteht,
- ständiges Verlangen und craving-artiges Erleben, wenn keine Medikation verfügbar ist.
- Dabei nehmen die Patienten auch Nebenwirkungen wie beständige –zum Teil schwerste – Dyskinesien in Kauf.
- Teilweise kommt es auch zu psychotischen Zuständen mit hypomanischer Grundtönung und oft damit assoziierter ständiger Gereiztheit.

Anders als bei den anderen Fällen scheint beim DDS die häufige übermäßige, also pulsatile dopaminerge Stimulation zu sein, die die Patientin zu dem Verhalten nötigt, sodass hier die Reduktion der vor allem schnell löslichen L-Dopa-Gaben sinnvoll ist. Die eher jüngeren Patienten stehen diesem Vorschlag jedoch oft mehr als skeptisch gegenüber, da sie nicht davon zu überzeugen sind, dass eine Reduktion der Medikation ihre Beschwerden verbessert. Aus diesem Grund empfiehlt es sich, unter Compliance-Aspekten eher einen Austausch (z. B. mit Amantadin; Kummer et al. 2006) vorzuschlagen. Dennoch brechen die meisten Patienten die Behandlung ab und verfallen in ihre alten Medikamentationsrhythmen.

> **Merksätze**
> - Komplexe Verhaltensstörungen unter dopaminerger Therapie stellen keine seltene iatrogen induzierte Nebenwirkung bei Patienten mit einem Morbus Parkinson dar.
> - Besonders jüngere, unverheiratete Patienten mit einer psychiatrischen Vorgeschichte (Alkoholismus, Nikotinkonsum, Depression, Zwang, Manie) sind gefährdet, sodass hier frühzeitig nach Verhaltensstörungen gefragt werden sollte.
> - Eine Aufklärung über die mögliche Nebenwirkung ist zwingend notwendig, wenn möglich am besten im Beisein des Lebenspartners.
> - Bei manifester Nebenwirkung ist nahezu immer die Reduktion der Medikation bzw. Umstellung der Medikation der wichtigste therapeutische Schritt.
> - Bei der Impulskontrollstörung und dem Punding sollten vor allem die Dopamingonisten und beim dopaminergen Dysregulationssydrom vor allem die pulsatile L-Dopa-Medikation reduziert werden.
> - Als weitere Möglichkeit kommt der Einsatz von Amantadin oder Quetiapin in Frage.

Literatur

Evans AH, Katzenschlager R, Paviour D et al. (2004) Punding in Parkinson's disease: its relation to the dopamine dysregulation syndrome. Mov Disord 19: 397–405

Fasano A, Ricciardi L, Pettorruso M, Bentivoglio AR (2011) Management of punding in Parkinson's disease: an open-label prospective study. J Neurol 25: 656–660

Katzenschlager R, Goerlich KS, van Eimeren T (2012) Repetitive impulse-associated behavioral disorders in Parkinson's disease. Nervenarzt 83: 1582–1589

Kummer A, Maia DP, Salgado JV et al. (2006) Dopamine dysregulation syndrome in Parkinson's disease: case report. Arq Neuropsiquiatr 64: 1019–1022

Weintraub D, Koester J, Potenza MN et al. (2010) Impulse control disorders in Parkinson disease: a cross-study of 3090 patients. Arch Neurol 67: 589–595

Wolters E C, van der Werf YD, van den Heuvel OA (2008) Parkinson's disease-related disorders in the impulsive-compulsive spectrum. J Neurol 255 Suppl 5: 48–56

Myoklonien unter Opiaten

F. Block

F. Block (Hrsg), *Komplikationen in der Neurologie,*
DOI 10.1007/978-3-662-47880-6_11, © Springer-Verlag Berlin Heidelberg 2016

11.1   Falldarstellung

■ **Anamnese**

Die 66-jährige Frau C. stellte sich notfallmäßig aufgrund von akut exazerbierten lumboischalgiformen Schmerzen vom Rücken zum rechten Bein sowie unkontrollierbaren Zuckungen der linksseitigen Extremitäten vor. Die Schmerzen seien spontan am Vorabend der Aufnahme aufgetreten und von einer solchen Intensität gewesen, dass sie nicht habe schlafen können. Zu der Zeit sei ihr auch das nicht kontrollierbare Zucken der linksseitigen Extremitäten aufgefallen, welches sie bisher nicht gekannt habe. Aufgrund dieser Beschwerden habe sie 2-mal 5 Tropfen Diazepam eingenommen, wodurch aber keine Besserung auftrat. Als Vorerkrankungen sind ein chronisches Schmerzsyndrom bei Zustand nach Operation in Höhe HWK 5/6 und discoossären, degenerativen Veränderungen im Bereich der gesamten Wirbelsäule, ein sekundär insulinpflichtiger Diabetes mellitus Typ II, eine Zöliakie, eine Hyperlipidämie und eine chronische Pyelonephritis bekannt. Anamnestisch wurden Unverträglichkeiten von Diclofenac, Paracetamol, Codein und Kontrastmittel angegeben. Die Hausmedikation bestand aus Fentanyl-Pflaster 100 µg/h, Morphin retard 100 mg 1-0-1, Amitryptilin 25 mg 1-0-0-3, ASS 100 1-0-0, Nebivolol 5 1-0-0, Ramipril 10 10 mg 1-0-1, Simvastatin 20 mg 0-0-1, Ezetimib 10 mg 0-0-1, Insulin lispro s.c. 24-22-22-10 IE, Insulin glargin s.c. 0-0-65-0 IE.

■ **Befunde**

Bei Aufnahme im Krankenhaus sahen wir eine schmerzgeplagte, pyknisch adipöse Patientin im normalen Allgemeinzustand und mit grenzwertigen Blutdruckwerten von 145/85 mmHg. Die Schmerzstärke wurde von der Patientin auf der visuellen Analogskala (VAS) mit 8–9 eingeschätzt. Neurologisch fanden sich eine vorbestehende Visusminderung rechts, ausgefallene Beineigenreflexe, ein rechts positiver Lasègue-Test bei 40° und eine Hypästhesie im Bereich des ventrolateralen Oberschenkels rechts, ein Muskelhartspann im Nacken- und Lendenwirbelsäulen(LWS)-Bereich, ein Klopfschmerz im zervikothorakalen Übergang und im Bereich der unteren LWS. Im entspannten Liegen traten wiederholt asynchrone, myoklonieforme Zuckungen der linksseitigen Extremitäten auf. Die kranielle CT-Untersuchung zeigte einen unauffälligen Befund, insbesondere keine rechtshirnige Pathologie. Das EEG wies einen Alpha-Grundrhythmus auf ohne Herdbefund, ohne epilepsietypische Potenziale und ohne Allgemeinveränderung. Laborchemisch konnten normale Werte für Blutbild, Leber, Nieren und Schilddrüse ermittelt werden. Die Blutzuckerwerte schwankten zwischen 8,8 und 15,90 mmol/l. In der toxikologischen Untersuchung wurde für Opiate ein Wert von 47.000 mg/l gemessen.

■ **Verlauf**

Aufgrund der chronischen Schmerzen, der akuten Exazerbation, der hoch dosierten Opiatmedikation und der dadurch bedingten Nebenwirkung in Form der Myoklonien wurde Frau C. zur multimodalen Schmerztherapie aufgenommen. Das Fentanyl-Pflaster wurde von 100 ug/h auf 75 ug/h reduziert und die orale Morphinmedikation von 2-mal 100 mg retard auf 2-mal 60 mg retard. Die Schmerztherapie wurde um Novaminsulfon 4-mal 500 mg ergänzt und die Gaben vom Amitriptylin von 25 mg 1-0-0-3 auf 25 mg 0-0-0-4 umgestellt. Um die verspannte Muskulatur zu lockern, wurde Methocarbamol erst als Infusion und dann oral 4-mal täglich verabreicht. Zudem erfolgten Behandlungen mit lokaler Wärme, aktivierender Physiotherapie und Muskelentspannungsübungen nach Jacobsen. Innerhalb von Tagen hat sich die Schmerzintensität auf VAS 6 verringert und die Myoklonien traten nicht mehr auf. Bei Entlassung wurde vereinbart, die Physiotherapie und die Muskelentspannungsübungen fortzuführen und parallel die Opiatmedikation weiter zu reduzieren.

Bei einer ambulanten Vorstellung 6 Monate später berichtete Frau C., dass die transdermale Opiatmedikation nicht reduziert wurde und die orale Medikation auf 2-mal 100 mg retard erhöht wurde. Darunter traten erneut links betonte Myoklonien auf. Aufgrund der hohen Opiatdosis, des Schmerzniveaus von VAS 9 und der Nebenwirkungen wurde eine erneute Aufnahme zur stationären Behandlung vereinbart. Das Aufnahmelabor war unauffällig bis auf einen Opiatspiegel von 39.000 mg/l. Über einen Zeitraum von 3 Wochen wurde unter der multimodalen Schmerztherapie die Opiatmedikation beim Fentanyl-Pflaster auf 50 ug/h und beim oralen Morphin auf 2-mal 60 mg retard reduziert. Amitriptylin wurde auf 75 mg zum Abend reduziert, und Gabapentin wurde mit 3-mal 100 mg begonnen und auf 3-mal 300 mg gesteigert. Bei Entlassung wurde die Schmerzintensität mit VAS 5 angegeben. Mit der Patientin und den ambulant betreuenden Therapeuten wurde das weitere Vorgehen abgestimmt.

Bei der ambulanten Wiedervorstellung 3 Monate nach Entlassung war das orale Morphin auf 2-mal 30 mg retard reduziert, die Dosis des Fentanyl-Pflasters betrug weiterhin 50 ug/h und das Schmerzniveau wurde mit VAS 3–4 angegeben. Myoklonien waren nicht mehr aufgetreten.

11.2 Fallanalyse

Die Inzidenz von opiatbedingten Myoklonien wird bei Krebspatienten mit einer Spannbreite von 3–87% beziffert (Mercadante 1998). Die Myoklonien unter Opiaten können sich im Bereich der Arme, der Beine oder an allen 4 Extremitäten zeigen (Potter et al. 1989). Auch eine Einbeziehung der Gesichtsmuskeln und der axialen Muskulatur wurde beschrieben (Hofmann et al. 2006). Sie sind nicht symmetrisch und asynchron und haben keine einheitliche Frequenz und Dauer (Hofmann et al. 2006; Potter et al. 1989). Meist sind die Myoklonien mild und selbstlimitierend, sie können aber auch anhaltend und sehr störend sein (McNicol e al. 2003). Die Myoklonien der Frau C. entsprechen der Beschreibung insofern, dass sie asymmetrisch und asynchron waren.

Auch wenn der genaue Mechanismus für das Auftreten von opiatbedingten Myoklonien unklar ist, so sprechen tierexperimentelle Daten dafür, dass über eine Hemmung der spinalen Renshaw-Zellen eine Erregung der spinalen Motoneurone erfolgt (Duggan u. North 1984). Eine kontinuierliche EEG-Überwachung bei einem Patienten, der unter Gabe von Fentanyl Myoklonien entwickelte, konnte keine epilepsietypischen Potenziale ableiten (Bowdle 1987). Somit ist eine epileptische Genese oder ein kortikaler Ursprung eher auszuschließen. Die Akkumulation der aktiven Metabolite, Morphin-6-Glukuronid und Morphin-3-Glukuronid, spielt möglicherweise eine Rolle für das Entstehen von Myoklonien unter Opiaten (Mercadante 1998). Als Risikofaktoren für opiatbedingte Myoklonien beschrieben sind:

- hohe Dosen der Opiate,
- orale Applikation der Opiate,
- Erkrankungen des Rückenmarks und
- eine Komedikation mit Antidepressiva, Neuroleptika oder nichtsteroidalen Antirheumatika (Klocke et al. 1994; Mercadante 1998; Potter et al. 1989).

Bei dem geschilderten Fall treffen die Risikofaktoren hohe Dosis, orale Applikation und Komedikation mit einem Antidepressivum zu.

Die Therapie der opiatbedingten Myoklonien richtet sich an den genannten Risikofaktoren aus.

- Im ersten Schritt ist eine Dosisreduktion des Opiats durchzuführen (McNicol et al. 2003; Mercadante 1998; Potter et al. 1989; Vella-Brincat u. Macleod 2007).
- Wenn das nur unter Inkaufnahme von mehr Schmerzen erfolgreich ist, sollte ein Opiatwechsel versucht werden.
- Zudem ist die Komedikation auf myoklonieverstärkende Substanzen zu prüfen, und falls solche dabei sind, ist deren Absetzen oder Umsetzen zu überlegen.
- Sollten all diese Maßnahmen nicht greifen oder nicht möglich sein, besteht die Möglichkeit einer symptomatischen Behandlung der Myoklonien mit Benzodiazepinen wie Diazepam oder Clonazepam, Baclofen oder Valproat (McNicol et al. 2003; Mercadante 1998; Vella-Brincat u. Macleod 2007). Da sowohl Opiate als auch Benzodiazepine eine dämpfende Wirkung auf das zentrale Nervensystem ausüben und beide ein Abhängigkeitspotenzial aufweisen, ist diese Kombination nicht zu empfehlen.

Frau C. hat instinktiv mit der Einnahme von 2-mal 5 Tropfen Diazepam eine der vorgeschlagenen Maßnahmen ergriffen, allerdings ohne einen Erfolg. Die Dosisreduktion der Opiate hat die Myoklonien zum Sistieren gebracht. Die Tatsache, dass die Myoklonien unter der ambulant erfolgten Erhöhung wieder auftraten, belegt auch den kausalen Zusammenhang zwischen der Einnahme von Opiaten in höherer Dosierung und dem Auftreten der Myoklonien.

11.3   Empfehlungen

Rückenschmerzen, die nicht tumorbedingt sind, können durchaus mit Opioiden behandelt werden, da eine Wirksamkeit der Opioide für diese Indikation belegt ist (Chung et al. 2013). Das sollte natürlich erst erfolgen, wenn zuvor eine adäquate Behandlung mit nichtopioiden Analgetika und eine gezielte körperliche und ggf. apparative Zusatzdiagnostik durchgeführt wurden. Grundsätzlich ist anzumerken, dass in den meisten Studien die Behandlung mit Opioiden bei nichttumorbedingten Schmerzen für die Dauer von nur 3 Monaten untersucht wurde (Koppert 2011). Von einer Langzeittherapie bei nichttumorbedingten Schmerzen profitieren nur ca. 25% der Patienten (Häuser et al. 2014). Deshalb sind bei einer Behandlung, die länger dauert, eine Überprüfung der Wirksamkeit und eine Kontrolle mit Maßnahmen wie Schmerztagebuch und/oder Opioidreduktion angezeigt. Zudem sollte dann in jedem Fall ein Schmerztherapeut mit einbezogen werden.

Das Behandlungskonzept sollte vor allem bei chronischen Rückenschmerzen eine Kombination mit Nichtopioid-Analgetika und ggf. Koanalgetika wie Antikonvulsiva oder Antidepressiva beinhalten (Häuser et al. 2014). Da die Komedikation mit Antidepressiva oder mit nichtsteroidalen Antirheumatika als ein Risikofaktor für das Auftreten von Myoklonien unter Opioiden eingestuft wurde, erscheint diese Maßnahme auf den ersten Blick als kontraproduktiv. Jedoch kann durch diese Komedikation das Schmerzniveau mittel- und langfristig reduziert werden, womit eine Reduktion der Opioiddosis meist möglich wird und somit das Risiko für Myoklonien verringert.

Sinnvoll ist die Anwendung der multimodalen Schmerztherapie, um möglichst alle Aspekte der Schmerzentstehung und -aufrechterhaltung zu erfassen und zu behandeln und so eine Chronifizierung zu verhindern bzw. zu beenden. Dieser positive Effekt der multimodalen Schmerztherapie konnte auch für Rückenschmerzen nachgewiesen werden (Block u. Gabriel 2010). Alle diese Maßnahmen haben zum Ziel, die Schmerzen adäquat zu lindern, dies mit einer möglichst geringen Dosis von Opioiden zu erreichen und somit die Nebenwirkungen zu minimieren.

Merksätze

- Rückenschmerzen stellen eine Indikation für eine Behandlung mit Opioiden dar.
- Eine längerfristige Therapie mit Opioiden (>3 Monate) ist unbedingt auf ihre Notwendigkeit zu hinterfragen.
- Myoklonien gehören zu den möglichen Nebenwirkungen der Behandlung mit Opioiden.
- Risikofaktoren für Myoklonien unter Opioiden sind hohe Dosen der Opiate, orale Applikation der Opiate, Erkrankungen des Rückenmarks und eine Komedikation mit Antidepressiva, Neuroleptika oder nichtsteroidalen Antirheumatika.
- Das Risiko für Myoklonien kann vor allem durch Dosisreduktion der Opioide, Änderung der Applikationsart oder Opiatwechsel vermindert werden.

Literatur

Block F, Gabriel J (2010) Multimodale Schmerztherapie in der Neurologie. Akt Neurol 37: 501–504

Bowdle TA (1987) Myoclonus following sufentanil without EEG seizure activity. Anesthesiology 67: 593–595

Chung JW, Zeng Y, Wong TK (2013) Drug therapy for the treatment of chronic non-specific low back pain: systematic review and meta-analysis. Pain Physician 16: 685–704

Duggan AW, North RA (1984) Electrophysiology of opioids. Pharmacol Rev 35: 219–281

Häuser W, Bock F, Engeser P et al. (2014) Klinische Leitlinie: Langzeitanwendung von Opioiden bei nichttumorbedingten Schmerzen. Dtsch Ärztebl 111: 732–740

Hofmann A, Tangri N, Lafontaine A-L et al. (2006) Myoclonus as an acute complication of low-dose hydromorphone in multiple system atrophy. J Neurol Neurosurg Psychiatr 77: 994–995

Klocke M, Bingel U, Seeber S (1994) Complications of spinal opioid therapy. Myoclonus, spastic muscle tone and spinal jerking. Support Care Cancer 2: 249–252

Koppert W (2011) Nichttumorbedingte Schmerzen: Wie man Opioide richtig anwendet. Dtsch Ärztebl 108: A1541–A1542

McNicol E, Horowicz-Mehler N, Fisk RA et al. (2003) Management of opioid side effects in cancer-related and chronic noncancer pain: a systematic review. J Pain 4: 231–256

Mercadante S (1998) Pathophysiology and treatment of opioid-related myoclonus in cancer patients. Pain 74: 5–9

Potter JM, Reid DB, Shaw RJ et al. (1989) Myoclonus associated with treatment with high doses of morphine: the role of supplemental drugs. Br Med J 299: 150–153

Vella-Brincat J, Macleod AD (2007) Adverse effects of opioids on the central nervous system of palliative care patients. J Pain Pall Care Pharmacother 21: 15–25

11

Medikamentös induzierte Dystonien

M. Dafotakis

F. Block (Hrsg), *Komplikationen in der Neurologie*,
DOI 10.1007/978-3-662-47880-6_12, © Springer-Verlag Berlin Heidelberg 2016

12.1   Falldarstellung 1

■ **Anamnese**

Die 79-jährige Frau R. wurde uns von einem niedergelassenen Neurologen aufgrund eines ausgeprägten Retrokollis mit der Frage nach einer Botulinumtoxin-Therapie zugewiesen. Die erweiterte Anamnese ergab, dass die Patientin zur Behandlung eines »psychovegetativen Erschöpfungssyndroms« vor 3 Jahren über einen Zeitraum von 9 Monaten wöchentliche intramuskuläre Injektionen mit Fluspirilen (IMAP) 1,5 mg erhalten hatte. An weiteren Vorerkrankungen bestanden eine arterielle Hypertonie und ein Z. n. einer pulmonalen Tuberkulose in der Jugend.

Durch den Retrokollis war die Patientin nicht mehr in der Lage, selbständig zu gehen, sondern benötigte die Unterstützung einer Hilfsperson. Außerdem hatte die Patientin in den letzten 6 Monaten 15 kg Gewicht verloren. Nachtschweiß oder Fieber wurden verneint.

Die Medikation bestand aus Captopril, Metoprolol und Mirtazapin.

■ **Befund**

In der klinisch-neurologischen Untersuchung fand sich eine wache und orientierte Patientin ohne Anhalt für inhaltliche oder formale Denkstörungen. Neben einem Retrokollis mit leichtgradigem dystonen Tremor fanden sich auch periorale Dyskinesien sowie Dyskinesien der Zungenmuskulatur mit konsekutiver Dysphagie. Die Okulomotorik war unauffällig, insbesondere im Hinblick auf eine Sakkadenstörung wie sie beim Morbus Huntington zu erwarten gewesen wäre. Der übrige neurologische Befund war bis auf eine Störung beim Gehen aufgrund des Retrokollis regelrecht.

■ **Verlauf**

Es wurde die Diagnose einer neuroleptikainduzierten Late-onset-Dystonie mit Retrokollis und schwerer Dysphagie bei ausgeprägten perioralen und Schlundkrämpfen gestellt und eine Behandlung mit Tetrabenazin begonnen, die unter einer Dosis von 2-mal 25 mg zu einer Remission des Krankheitsbildes führte. Eine cMRT-Untersuchung erbrachte den Nachweis eine mittelschwer ausgeprägten vaskulären Leukenzephalopathie, die als Risikofaktor für das Auftreten von Spätdyskinesien anzusehen ist. Da Frau R. im Verlauf unter der Tetrabenazin-Medikation ein mildes Parkinsonoid entwickelte, wurde die Dosis sukzessive bis auf 2-mal 12,5 mg reduziert, worunter das Parkinsonoid verschwand und die Dyskinesien weiterhin ausreichend behandelt waren.

12.2 Falldarstellung 2

- **Anamnese**

Frau H., eine 23-jährige, bisher immer gesunde Studentin der Musikhochschule, stellte sich aufgrund einer ausgeprägten »Unruhe des Halses« und einer Störung der Schluckmuskulatur in der Notaufnahme-Station unserer Klinik vor.

Im Vorfeld hatte die Patientin aufgrund einer Gastroenteritis eine Medikation mit Vomex und Metoclopramid(MCP)-Tropfen erhalten. Letztere hatte die Patientin bis zu 5-mal täglich (30 Tropfen) eingenommen.

- **Befund**

Klinisch-neurologisch zeigte sich eine durch minütlich auftretende schwerste Schlundkrämpfe deutlich beeinträchtigte Patientin. Das Sprechen war nahezu nicht möglich. Erstickungsängste traten immer wieder auf.

- **Verlauf**

Es wurde die Diagnose einer Frühdyskinesie unter Metoclopramid-Therapie gestellt und unmittelbar eine langsame intravenöse Therapie mit 5 mg Biperiden durchgeführt, worunter es innerhalb weniger Minuten zu einer deutlichen Reduktion der der Symptomatik kam. Frau H. wurden noch 3 Tabletten Biperiden 4 mg retard ausgehändigt, die sie im Abstand von 6 h einnehmen sollte. Ein am Folgetag erfolgtes Telefonat ergab kein neuerliches Auftreten der Symptomatik.

12.3 Fallanalyse und Empfehlungen

Medikamentös induzierte Störungen mit vorwiegend dystoner Komponente sind keine Seltenheit. Vor allem Neuroleptika oder andere Medikamente, die eine Wirkung an den D2-Rezeptoren des Gehirns aufweisen, sind hier zu nennen.

Dabei sind akute und späte Nebenwirkungen zu unterscheiden.
- Zu den akuten Nebenwirkungen gehören die sogenannten Frühdyskinesien, die sich vor allem durch okulogyre Krisen, Schlundkrämpfe und ein Parkinsonoid manifestieren.
- Zu den im Verlauf auftretenden Störungen gehören die Akathisie sowie
- die Spätdyskinesien, die sich vor allem durch orofaziale Dyskinesien mit ständigem Zungenbewegen und Schmatzbewegungen äußern.

Neben den hochpotenten Neuroleptika (vor allem Haldol) ist hier auch der D1/D2-Antagonist Metoclopramid zu nennen (Grimes et al. 1982).

Metoclopramid gehört zu den am häufigsten verordneten Medikamenten bei Magen-Darm-Beschwerden wie Übelkeit und Erbrechen. In der Neurologie gehört es zu den Standardtherapeutika bei der Therapie der schweren Migräne, und auch in der neurologischen Intensivtherapie wird es häufig bei passagerer Darmatonie eingesetzt (Pasricha et al. 2006). Metoclopramid hat eine D1- und D2-antagonistische Wirkung, die einerseits im Bereich des oberen Gastrointestinaltraktes eine prokinetische Wirkung und im ZNS eine antiemetische Wirkung erzeugt. Die Nebenwirkungen treten vor allem bei sehr jungen und alten Patienten auf und es besteht ein Überwiegen des weiblichen Geschlechts. Ein Diabetes mellitus und eine Komedikation mit Neuroleptika, aber auch z. B. mit Ranitidin, erhöhen die Wahrscheinlichkeit, akute, aber auch tardive Störungen zu induzieren (Pasricha et al. 2006).

Die Psychopharmakotherapie neurotischer, funktioneller und psychosomatischer Erkrankungen wird in der Praxis noch immer häufig mit Benzodiazepinen betrieben. Als Alternative dieser nosologisch sehr unscharf charakterisierten Störungen (Stichwort: »vegetative Dystonie«) wurde Anfang der 1980er Jahre die »Neurolept-Anxiolyse« etabliert (Laux u. Gunreben 1991). Das zu diesem Zeitpunkt und auch heute noch meist eingesetzte Neuroleptikum ist Fluspirilen (IMAP– »intramuskuläres Antipsychotikum«), ein hochpotentes Neuroleptikum, welches einmal wöchentlich intramuskulär appliziert wird. In den 1980er und 1990er Jahren gehörte IMAP mit 714.000 Verordnungen/Jahr zu den häufig eingesetzten Neuroleptika und nahm den 11. Platz aller verordneten Neuroleptika ein. Dabei wurde es vor allem für das Zielsymptom der »vegetativen Dystonie« in erster Linie bei Frauen in den Wechseljahren und älteren Patientinnen eingesetzt, zum Teil über Jahre (Laux u. Gunreben 1991). Studien hatten eine Überlegenheit des Medikaments vor allem bei »hoher somatischer Angst« gegenüber Benzodiazepinen nachweisen können, sodass in der Folge eine Ausweitung des Indikationsspektrums auch auf »weichere« Indikationen wie z. B. Reizbarkeit und Unlust erfolgte. Unter IMAP werden nach Lehmann et al. (1990) in etwa 3–4% der Fälle extrapyramidal-motorische Nebenwirkungen beschrieben. Die Spätdyskinesien, die zum Teil noch Jahre nach der Behandlung auftreten können, sind oft therapierefraktär (ca. 10% aller Spätdyskinesien) oder nur durch eine Polypharmakotherapie zu behandeln, die selbst wiederum oftmals mit einer hohen Nebenwirkungsquote vergesellschaftet ist (Kappler et al. 1994).

12

Merksätze
- Sämtliche Neuroleptika, aber auch andere Medikamente mit einem antidopaminergen Wirkmechanismus sind in der Lage, Früh- und Spätdyskinesien auszulösen.
- Die Indikation sollte streng gestellt und die Behandlung so kurz wie möglich gewählt werden.
- Hohe Dosen sind zu vermeiden.
- Bei Auftreten von Nebenwirkungen im Sinne von Bewegungs- störungen sollte das auslösende Medikament sofort abge- setzt werden

Literatur

Grimes JD, Hassan MN, Preston DN (1982) Adverse neurologic effects of metoclop- ramide. Can Med Assoc J 126: 23–25

Kappler J, Menges C, Ferbert A et al. (1994) Severe »late« dystonia after neurolep- tic anxiolysis with fluspirilene. Nervenarzt 65: 66–68

Laux G, Gunreben G (1991) Severe late-onset dystonia while on fluspirilene. Dtsch Med Wochenschr 116: 977–980

Lehmann E, Heinrich K, Wurthmann C (1990) Niedrigdosierte Neuroleptanxiolyse. In Heinrich K (Hrsg) Leitlinien neuroleptischer Therapie. Springer, Berlin

Pasricha PJ, Pehlivanov N, Sugumar A et al. (2006) Drug insight: from disturbed motility to disordered movement – a review of the clinical benefits and medicolegal risks of metoclopramide. Nat Clin Pract Gastroenterol Hepatol 3: 138–148

Ursachen der Anisokorie bei Intensivpatienten

M. Dafotakis

F. Block (Hrsg), *Komplikationen in der Neurologie*,
DOI 10.1007/978-3-662-47880-6_13, © Springer-Verlag Berlin Heidelberg 2016

13.1   Falldarstellung 1

■ **Anamnese**

Die 57-jährige Frau N. mit bekannter chronisch-obstruktiver Lungen-erkrankung (COPD) und arterieller Hypertonie war aufgrund einer schweren pulmonalen Sepsis auf einer internistischen Intensivstation aufgenommen worden. In der Vormedikation fanden sich neben Antihypertonika noch verschiedene Medikamente zur Behandlung der COPD (Decortin H, Viani DA, Theophyllin). Da sich eine zu-nehmende Oxygenierungsproblematik zeigte, erfolgte noch am Auf-nahmetag die Intubation. Am Folgetag fiel eine Anisokorie auf, sodass eine unmittelbare neurologische Vorstellung erfolgte.

■ **Befund**

Klinisch fand sich eine intubierte, beatmete und analgosedierte schlanke Patientin. Die Pupillenprüfung ergab eine deutliche (>1 mm) Anisokorie rechts > links. Die Lichtreaktion war jedoch auf beiden Seiten direkt und indirekt erhältlich, wenn sich auch auf der linken Seite die Pupillenweite unter Beleuchtung nur minimal verengte. Die übrigen Hirnstammreflexe (okulozephaler Reflex, Cornealreflex, Ab-saugreflex) waren schwach vorhanden. Die Muskeleigenreflexe waren seitengleich schwach auslösbar. Die Pyramidenbahnzeichen waren negativ. Am Hals fanden sich multiple Einstichstellen sowie eine leichtgradige Halsschwellung linkseitig.

■ **Verlauf**

Eine Ultraschalluntersuchung der Halsgefäße (◨ Abb. 13.1) erbrachte den Nachweis eines Stichkanals in die A. carotis interna links mit begleitendem Hämatom, sodass die Anisokorie aufgrund eines links-seitigen Horner-Syndroms zu erklären war. Entsprechend war die in der Akutsituation durchgeführte CCT unauffällig.

13.2   Falldarstellung 2

■ **Anamnese**

Der Aufnahmegrund des 68-jährigen Herrn L. mit idiopathischem Parkinson-Syndrom im Stadium II–III nach Hoehn und Yahr (H&-Y-Stadium) auf die kardiologische Intensivstation war eine fulminante Lungenembolie mit anschließendem protrahiertem Verlauf. Die enge konsiliarische neurologische Mitbetreuung führte zu einer steten Ver-besserung der Motorik. Herr L. wurde tracheotomiert und auf die Weaning-Station verlegt. An Tag 2 erfolgte von dort die notfallmäßige Vorstellung aufgrund einer akut aufgetreten Anisokorie rechts > links.

■ **Befund**

Klinisch fand sich ein wacher tracheotomierter Patient mit einer An-isokorie rechts > links (>1 mm). Die Lichtreaktion war rechts direkt

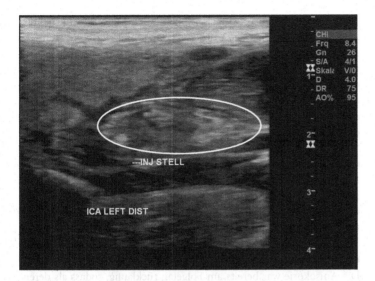

Abb. 13.1 Im B-Bild der Sonografie ist die iatrogene Verletzung der der linken A. carotis interna dargestellt (Stichkanal gekennzeichnet durch *INJ STELL*). Oberhalb der Injektionsstelle erkennt man ein ca. 1×3 cm großes Hämatom. *ICA LEFT DIST* Carotis interna links

und indirekt aufgehoben. Im übrigen Befund ließ sich nur ein leichtgradiges hypokinetisch-rigides Syndrom der linken Seite nachweisen. In der Medikation fand sich neben 5-mal L-Dopa/Benserazid 125, 1-mal Rotigotin-Pflaster 8 mg/Tag, Clozapin 25 mg 2-mal täglich auch die vom Konsiliarius initiierte lokale Therapie mit Atropin-Augentropfen 0,5% für die Mundhöhle zur Reduktion der ausgeprägten Hypersalivation.

■ **Verlauf**
Eine durch die Kollegen reflexhaft durchgeführte CCT hatte erwartungsgemäß keine relevanten Auffälligkeiten gezeigt, sodass die Anisokorie durch eine nosokomiale Kontamination des rechten Auges durch die Atropin-Augentropfen anzunehmen war. Nach entsprechender Unterweisung, dass die Verreibung der Tropfen mit einem Wattestab und nicht mit der behandschuhten Hand zu erfolgen habe, trat keine neue Anisokorie mehr auf.

13.3   Falldarstellung 3

■ **Anamnese**
Die Aufnahme des 81-jährigen Herrn P. auf die neurologische Intensivstation war aufgrund einer respiratorischen Erschöpfung nach einem Hirnstamminfarkt mit anschließender Dysphagie und Aspirationspneumonie erfolgt. An relevanten Vorerkrankungen bestanden ein arterieller Hypertonus und ein Diabetes mellitus, die mittels

zweier Antihypertensiva (Enalapril, Amlodipin) und Insulin (Lantus und Alt-Insulin) behandelt wurden. Da ein prolongiertes Weaning zu erwarten war, erfolgte die dilatative Tracheotomie nach der Methode nach Cialgia. Unter der Tracheotomie kam es zu einer Blutung, sodass die lokale Gabe von Otriven-Nasentropfen großzügig notwendig wurde, worunter die venöse Blutung rasch gestoppt werden konnte. Circa ½ h nach Beendigung der Tracheotomie erfolgte die Information durch das Pflegepersonal, dass eine Anisokorie links > rechts vorliege.

- **Befund**

Der tracheotomierte tief analgosedierte und noch immer relaxierte Patient zeigte eine Anisokorie links > rechts (>1 mm). Die Lichtreaktion war links direkt und indirekt schwach erhältlich. Die sofort durchgeführte CCT erbrachte lediglich den bekannten, im Pons gelegenen Infarkt.

- **Verlauf**

Die Anisokorie war bereits am Folgetag rückläufig, sodass als deren Ursache eine versehentliche Kontamination des linken Auges mit Otriven-Nasentropfen während der Blutstillungsphase erfolgt sein musste.

13.4   Fallanalyse und Empfehlungen

Alle drei Fälle der akut aufgetretenen Anisokorie hatten eine iatrogene bzw. nosokomiale Ursache.

Fall 1 stellt eine nicht ganz seltene Nebenwirkung der ZVK- oder Shaldon-Anlage dar, bei der es entweder zu einer versehentlichen Punktion der A. carotis interna (ACI) mit konsekutivem Hämatom kommt, welches eine meist passagere Druckläsion des Sympathikus mit Miosis des ipsilateralen Auges bedingt, wie sie auch bei einem Dissekat der ACI zu finden ist (Leira et al. 1998). Als weitere Ursachen können Thrombosen der Vena jugularis interna vorkommen (Habek et al. 2008) oder aber zeitverzögert nach Eingriffen im Bereich der oberen Thoraxapertur oder der Schilddrüse (Smith u. Murley 1965). Da bei Intensivpatienten die Ptosis in der Regel nicht klinisch festzustellen ist, kommt lediglich die Pupillenuntersuchung in Frage. In dieser Situation liegt also die Pathologie auf der Seite der miotischen Pupille. Eine Lichtreaktion ist immer auf der weiteren Pupille auslösbar und auch die verengte Pupille zeigt oft noch eine Lichtreaktion, sodass die Sorge einer akuten intrakraniellen Druckerhöhung mit einer »blown pupil« allein durch die Lichtreaktion ausgeschlossen werden kann. In dieser Situation ist bei entsprechender Anamnese eine CCT verzichtbar und es muss lediglich eine Duplexuntersuchung zum Ausschluss eines größeren Dissekats oder Hämatoms auf der Seite der verengten Pupille erfolgen.

Die beiden anderen Fälle stellen typische pharmakogene lokale Nebenwirkungen am Auge dar, wie sie bei z. B. bei versehentlicher Kontamination entstehen können.

Eine Situation wie bei Herrn L. in Fall 2 entsteht meist durch eine Kontamination von Atropin, welches zur Vagolyse bei Bradykardien eingesetzt wird. Hier kann nach Aufbrechen der Ampulle und dem anschließenden Aufziehen in eine Spritze die Hand oder der Handschuh kontaminiert werden. Anschließend kommt es bei Berühren des Patienten (genauer des Auges) zu einer Lähmung des M. sphincter pupillae und folglich zu einer Mydriasis. Diese ist in der Regel nicht lichtreagibel und erfüllt somit die Kriterien einer »blown pupil«, sodass in der Regel eine CCT unumgänglich ist, insbesondere wenn die Kontamination nicht offensichtlich ist. Im Fall von Herrn L. handelte es sich um Atropin-Augentropfen, die off label zur Reduktion der Hypersalivation eingesetzt werden können. Auch hier kam es zu einer Kontamination der Hände, die schließlich in Kontakt mit dem Auge kamen.

Ähnliche Fälle liegen auch bei Menschen vor, die sich in der Notaufnahme mit einer Akkomodationsstörung (sprich: »unscharfem Sehen«) vorstellen und bei denen eine isolierte Mydriasis auffällt. Hier lassen sich meist vorangegangene Gartenarbeiten erfragen, die mit Kontakten zu Nachtschattengewächsen in Verbindung stehen (Engelstrompete, Tollkirsche etc.). Die in diesen Pflanzen enthaltenen atropinartigen Substanzen können ebenfalls eine Mydriasis mit lichtstarrer einseitiger Pupille hervorrufen (Lachmann u. Block 2010; Wilhelm et al. 1991).

Im Fall 3 hingegen kam es bei Herrn P. es durch die lokale – versehentliche – Applikation eines Sympathikomimetikums (in dem vorliegenden Falle Otriven-Nasentropfen) zu einer Erweiterung der Pupille, die in der Regel aber weiterhin eine Lichtreaktion zeigt.

Merksätze

- Eine neu diagnostizierte Anisokorie auf der Intensivstation muss nicht automatisch eine Einklemmung mit Kompression der N. oculomotorius bedeuten.
- Die Pathologie der iatrogenen Anisokorie liegt bei einer Schädigung des Sympathikus (meist durch eine Fehlpunktion der ACI) immer auf der Seite der engeren Pupille, sodass die weitere Pupille in der Regel eine direkte und indirekte Lichtreaktion zeigt.
- Bei lokalen Kontaminationen des Auges durch Parasympathikolytika (Atropin) kommt es zu einer ausgeprägten Anisokorie mit einer »blown pupil«.
- Bei einer »blown pupil« ist vor allem bei neurologischen oder neurochirurgischen Intensivpatienten oder Patienten mit einer entsprechenden Risikokonstellation für zerebrale Ischämien oder Blutungen oft eine CCT erforderlich.
- Anisokorien durch Sympathikomimetika rufen ebenfalls eine deutliche Mydriasis hervor. Diese zeigt jedoch häufig noch eine Lichtreaktion.

Literatur

Habek M, Petravić D, Ozretić Det al. (2008) Neurological picture. Horner syndrome due to jugular vein thrombosis (Lemierre syndrome). J Neurol Neurosurg Psychiatry 79: 293

Lachmann M, Block F (2010) Frontal betonte Hemikranie und homolaterale Mydriasis – eine ungewöhnliche Kasuistik. Akt Neurol 37: 151–154

Leira EC, Bendixen BH, Kardon RHet al. (1998) Brief, transient Horner's syndrome can be the hallmark of a carotid artery dissection. Neurology 50: 289–290

Smith I, Murley RS (1965) Damage to the cervical sympathetic system during operations on the thyroid gland. Br J Surg 52: 673–675

Wilhelm H, Wilhelm B, Schiefer U(1991) Mydriasis durch Pflanzenkontakt. Fortschr Ophthalmol 88: 588–591

13

Gentamicin-induzierte Vestibulopathie

M. Dafotakis

F. Block (Hrsg), *Komplikationen in der Neurologie*,
DOI 10.1007/978-3-662-47880-6_14, © Springer-Verlag Berlin Heidelberg 2016

14.1   Falldarstellung

■ **Anamnese**

Die konsiliarische Vorstellung des 61-jährigen Herrn T. als Patient einer internistischen Station erfolgte aufgrund einer Gangunsicherheit, die er in den letzten Wochen in der Klinik entwickelt habe.

Herr T. war initial aufgrund eines geschwollenen Knies in die Orthopädische Klinik aufgenommen worden. Die Kniegelenkspunktion hatte den Nachweis eines purulenten Ergusses ergeben, aus dem Staphylokokken nachgewiesen werden konnten. Trotz einer unmittelbar begonnen antibiotischen Therapie mit Clindamycin kam es zu einer progredienten Verschlechterung, sodass man sich zu einer operativen Sanierung des Infektes entschied. Danach verschlechterte der Patient sich weiter, entwickelte immer wieder Fieber bis 40,8°C. Das C-reaktive Protein (CRP) stieg auf 230 mg/dl und die anfangs milde Leukozytose stieg auf Werte von 32.000/µl. Letztlich konnten Osler-Knötchen nachgewiesen werden und die transösophageale Echokardiografie (TEE) erbrachte den Nachweis von Vegetationen auf der Aortenklappe. Der Patient wurde im Verlauf schwer septisch und musste auf eine Intensivstation verbracht werden, wo er zeitweise beatmet wurde. Im Rahmen der Sepsis kam es zu einem prärenalen Nierenversagen aufgrund eines septischen Schocks mit der intermittierenden Notwendigkeit einer Dialyse. Die Blutkulturen waren ebenfalls positiv auf Staphylokokken und eine kalkulierte Antibiose mit Amoxicillin und Gentamicin (240 mg als Einmaldosis) wurde begonnen. Dabei wurde die Gentamicin-Dosis anhand der Talspiegel überwacht.

Das Fieber und die Entzündungswerte gingen unter diesem Regime zurück und der Patient konnte extubiert werden. Das Nierenversagen war deutlich rückläufig. Eine Verlegung auf Normalstation wurde möglich. Dort fiel vor allem der Physiotherapie die ausgeprägte Störung beim Gehen auf.

■ **Befund**

Der wache und orientierte Patient zeigte eine bilaterale Hypakusis. Es fand sich kein Spontannystagmus, kein Blickrichtungsnystagmus, die Augenfolgebewegungen waren glatt. Das Dix-Hallpike-Manöver war unauffällig, jedoch fand sich im Halmagyi-Kopfimpulstest sowohl nach rechts als auch nach links eine Aufholsakkade, sodass eine bilaterale Störung der schnellen Komponente des vestibulookulären Reflexes (VOR) vorlag. Beim Lesetest, bei dem Herrn T. ein Text vorgehalten wurde, den er laut vorlesen sollte, während man seinen Kopf mit einer Frequenz von 1–2/s von links nach rechts drehte, war es ihm nicht möglich, den Text zu lesen. Ohne die Kopfbewegung gelang dies ohne Probleme. Der übrige neurologische Befund war bis auf die ungerichtete Gangunsicherheit regelrecht, insbesondere ergaben sich keine Hinweise auf eine afferente Störung.

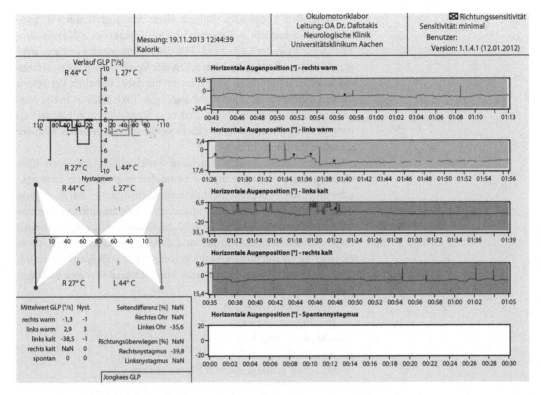

Abb. 14.1 Dargestellt ist die kalorische Prüfung bei einer bilateralen Vestibulopathie. Es finden sich sowohl bei links- als auch bei rechtsseitiger Kalt/warm-Spülung keinerlei Nystagmen

■ **Verlauf**

Eine im Anschluss durchgeführte kalorische Prüfung der Vestibular-organe (■ Abb. 14.1) bestätigte den klinischen Verdacht einer bilatera-len Vestibulopathie.

Als Ursache konnte die Antibiotika-Therapie mit Gentamicin in Kombination mit einer Hochdosis-Furosemid-Gabe (1000 mg/24 h über 3 Tage) eruiert werden. Unter der physiotherapeutischen Behandlung konnte der Patient im Verlauf wieder frei stehen. Auch das Gehen konnte unter Zuhilfenahme eines Rollators wieder erlernt werden, jedoch bildete sich in einer kurzfristigen Kontrolle 3 Wochen nach Diagnosestellung die Störung des VOR nicht zurück.

14.2   Fallanalyse und Empfehlungen

Bei dem Patienten war es aufgrund einer Antibiotika-Therapie mit Gentamicin in Kombination mit einer Hochdosistherapie mit einem Schleifendiuretikum zu einer schweren, wahrscheinlich irreversiblen Schädigung beider Labyrinthe gekommen. Dabei ist wichtig fest-zuhalten, dass die Spiegelbestimmungen zu keinem Zeitpunkt eine »Überdosierung« nachweisen konnten.

Unter den Antibiotika sind vor allem Aminoglykoside (Streptomycin > Gentamicin > Tobramycin >>> Kanamycin > Neomycin > Vancomycin) in der Lage, bei 2–15% des Patientengutes zu einer irreversiblen Schädigung der Haarzellen des Vestibularorgans zu führen (Jackson u. Arcieri 1971). Streptomycin hat dabei von allen Vertretern dieser Gruppe die höchste Vestibularorgan-Toxizität, was in der Vergangenheit dazu geführt hatte, dass man Streptomycin zur Ausschaltung des Vestibularorgans bei therapierefraktärem Morbus Menière einsetzte (Schuknecht 1950).

In der klinischen Untersuchung berichten die Patienten über Oszillopsien, eine Ataxie und einen milden ungerichteten Schwankschwindel, der – aufgrund der bilateralen Schädigung – bei Bewegung oder aber bei Dunkelheit oder unebener Gehfläche auftritt (Hawkins 1959; Herdman et al. 1994). Sowohl die Dauer der Therapie als auch die Dosis der Aminoglykoside sind dabei zu berücksichtigen, da es zu einer medikamentösen Anreicherung in der Endolymphe kommt.

Eine Potenzierung der Toxizität kommt durch den gleichzeitigen Einsatz von

- ototoxischen Diuretika,
- Immunsuppressiva,
- Chemotherapeutika und
- Anästhetika sowie
- bei schon initial schlechter Nierenleistung

zustande (Ballantyne 1970). Es ist deshalb dringend notwendig, die Therapie durch tägliche Blutspiegelkontrollen zu überwachen (Nordstrom et al. 1973), da diese Substanzgruppe auch eine nephrotoxische Komponente aufweist, die innerhalb weniger Tage zu einer – zwar in der Regel reversiblen – Nierenfunktionseinschränkung führen kann, welche aber wiederum die Ausscheidung verzögert und zu einer Akkumulation führt (Stahlmann u. Lode 2001), insbesondere wenn Aminoglykosid-Antibiotika länger als 10 Tage verabreicht werden (Koegel 1985).

Hinzuweisen ist noch auf die Tatsache, dass die ototoxischen Effekte häufig erst über Tage, manchmal sogar über Wochen verzögert auftreten und während der Therapie trotz durchgeführter Hör- und Vestibularorgan-Tests nicht zu identifizieren sind (Magnusson et al. 1991).

Von den neueren Aminoglykosiden scheinen insbesondere Netilmicin und Sisomicin eine reduzierte Ototoxizität bei gleicher antibiotischer Wirksamkeit aufzuweisen (Matz 1986; Lerner u. Lorber 1983, Tjernstrom et al. 1982).

Von den übrigen Antibiotika sind für fast alle Substanzgruppen vestibuläre Symptome beschrieben worden (z. B. Erythromycin, Minocyclin, einzelne Quinolon, Vancomycin), diese waren jedoch fast ausnahmslos nach Beendigung der Therapie reversibel (Norris 1988; Williams, 1974).

Merksätze

- Antibiotika, insbesondere Aminoglykoside, können bei intra-venöser Gabe zu schweren, meist irreversiblen Störungen der Labyrinthe führen.
- Die Nebenwirkungsrate kann durch die (intravenöse) Gabe weiterer potenziell ototoxischer Substanzen erhöht werden.
- Prädisponierender Faktor sind Nierenfunktionsstörungen (akut oder chronisch).
- Ein Monitoring mittels Tal- oder Peak-dose-Bestimmungen schließt eine anschließende Schädigung nicht aus.

Literatur

Ballantyne J (1970) Iatrogenic deafness. J Laryngol Otol 84: 967–1000

Hawkins JE Jr (1959) Antibiotics and the inner ear. Trans Am Acad Ophthalmol Otolaryngol 63: 206–218

Hawkins JE Jr, Johnsson LG, Preston RE (1972) Cochlear microvasculature in normal and damaged ears. Laryngoscope 82: 1091–1104

Herdman SJ, Sandusky AL, Hain TC et al. (1994) Characteristics of postural stability in patients with aminoglycoside toxicity. J Vestib Res 4: 71–80

Jackson GG, Arcieri G (1971) Ototoxicity of gentamicin in man: a survey and controlled analysis of clinical experience in the United States. J Infect Dis 124 (Suppl 124): 130

Koegel L Jr (1985) Ototoxicity: a contemporary review of aminoglycosides, loop diuretics, acetylsalicylic acid, quinine, erythromycin, and cisplatinum. Am J Otol 6: 190–199

Lerner AM, Lorber RR (1983) Aminoglycoside ototoxicity. Lancet 3;2(8362): 1307

Magnusson M, Padoans S, Karlsberg M et al. (1991) Delayed onset of ototoxic effects of gentamicin in treatment of Menière's disease. Acta Otolaryngol (Stockh) Suppl 498: 610–612

Matz GJ (1986) Aminoglycoside ototoxicity. Am J Otolaryngol 7: 117–119

Nordstrom L, Banck G, Belfrage S et al. (1973) Prospective study of the ototoxicity of gentamicin. Acta Pathol Microbiol Scand [B] Microbiol Immunol Suppl 241: 58–6

Norris CH (1988) Drugs affecting the inner ear. A review of their clinical efficacy, mechanisms of action, toxicity, and place in therapy. Drugs 36: 754–772

Schuknecht HF(1950) A clinical study of auditory damage following blows to the head. Ann Otol Rhinol Laryngol 59: 331–358

Stahlmann R, Lode H (2001) Antibiotika und Chemotherapie – antiinfektiöse Therapie. In: Forth W, Henschler D, Rummel W (Hrsg) Allgemeine und spezielle Pharmakologie und Toxikologie, 8. Aufl. Urban & Fischer, München, S 828–835

Tjernstrom O, Denneberg T, Harris S Nordstrom L, Toremalm NG (1982). Ototoxicity of netilmicin. Acta Otolaryngol 94: 421–429

Williams BB, Cushing RD, Lerner AM (1974) Dec Letter: Severe combined nephrotoxicity of BL-P1654 and gentamicin. J Infect Dis 130: 694–695

Kopfschmerzen bei Medikamentenübergebrauch

F. Block

F. Block (Hrsg), *Komplikationen in der Neurologie*,
DOI 10.1007/978-3-662-47880-6_15, © Springer-Verlag Berlin Heidelberg 2016

15.1   Fallbeschreibung

▪ Anamnese

Der 47-jährige Herr B. stellte sich mit überwiegend linksseitigen, pulsierenden Kopfschmerzen von mittlerer bis starker Intensität vor, die von Geräusch- und Lichtempfindlichkeit begleitet wurden. Diese Kopfschmerzen hätten in den letzten 3 Jahren an Intensität und Häufigkeit zugenommen. Während dieser Zeit nahm der Herr B. bis zu 3-mal 600 mg Ibuprofen- und Flupirtin-Kapseln täglich ein. Eigenanamnestisch sind eine Pflasterallergie und ein Nikotinabusus bekannt. Bei Zustand nach Fusionsoperation im Bereich HWK 6/7 und einer Akromioklavikulargelenkarthrose, welche auf der linken Seite schon eine Operation notwendig gemacht hat, bestanden zudem in anderen Körperregionen Schmerzen. Deshalb wurde der Patient mit dem Opiat Tapentadol und 3 Antidepressiva (Amitriptylin, Duloxetin und Mirtazapin) behandelt. Zudem entwickelten sich Blasenentleerungsstörungen, die nach urologischem Ausschluss anderer Ursachen als medikamenteninduziert eingestuft wurden.

▪ Befunde

Klinisch-neurologisch war der Befund bis auf eine Druckschmerzhaftigkeit der rechten Schulter unauffällig, psychisch zeigte sich eine subdepressive Stimmungslage. Es wurden die Diagnosen einer chronischen Migräne und eines Kopfschmerzes bei Medikamentenübergebrauch gestellt und diese Erkrankungen und deren Behandlungsoptionen mit dem Patienten besprochen.

▪ Verlauf

Herrn B. wurde das Konzept der multimodalen Schmerztherapie mit seinen verschiedenen Ansätzen vorgestellt und nach seiner Einwilligung damit begonnen. Es wurde ein Medikamentenentzug durchgeführt (Ausschleichen des Opiates über 5 Tage, Beendigung der 3 Antidepressiva) und zur Überbrückung über 5 Tage eine Behandlung mit Solu-Decortin durchgeführt. Am 4. Tag des Medikamentenentzugs bemerkte Herr B. eine innere Gespanntheit, die als Entzugssymptomatik gewertet wurde und die mit einer zweimaligen Lorazepam-Gabe, jeweils 1 mg, behoben werden konnte. Die psychologische Diagnostik und Betreuung bestätigte die Depression mit Antriebsarmut und verminderter Motivation, weshalb eine Behandlung mit Venlafaxin 75 mg begonnen wurde. Nach einer insgesamt 13-tägigen Behandlung waren die Kopfschmerzen seltener und in ihrer Intensität geringer. Da die Kriterien für eine Prophylaxe gegeben waren, wurde diese mit Topiramat begonnen. Zum Zeitpunkt der Entlassung betrug die Tagesdosis schon 75 mg, Zieldosis waren 100 mg pro Tag. Um sowohl wegen der Depression als auch wegen des Kopfschmerzes bei Medikamentenübergebrauch eine weitere Verbesserung und eine Nachhaltigkeit zu ermöglichen, wurde eine psychosomatische Behandlung vereinbart.

15

15.2 Fallanalyse

Gegenüber den sonstigen medikamenteninduzierten Kopfschmerzen lässt sich der Kopfschmerz bei Medikamentenübergebrauch durch folgende Kriterien abgrenzen: Vorhandensein eines primären Kopfschmerzes und häufige Einnahme eines Schmerzmittels zur Behandlung desselben.

Nach der neuen Klassifikation der Internationalen Kopfschmerzgesellschaft kann ein Kopfschmerz bei Medikamentenübergebrauch diagnostiziert werden, wenn die folgenden Kriterien erfüllt sind:

a. Vorhandensein eines Kopfschmerzes an 15 oder mehr Tagen pro Monat.
b. Regelmäßiger Übergebrauch von Medikamenten zur Behandlung von Kopfschmerzen für mehr als 3 Monate.
c. Der Kopfschmerz hat sich während des Medikamentenübergebrauchs entwickelt oder deutlich verschlechtert.
d. Innerhalb von 2 Monaten nach Absetzen der Medikamente verschwindet der Kopfschmerz oder kehrt zu seinem früheren Auftretensmuster zurück (Diener et al. 2012; Silberstein et al. 2005).

Die Prävalenz des Kopfschmerzes bei Medikamentenübergebrauch liegt im Bereich um 1% (Evers u. Marziniak 2010). Aus einer Metaanalyse wird ersichtlich, dass Migräne bei 65% und Spannungskopfschmerz bei 27% die primären Kopfschmerzen waren, auf deren Boden sich zusammen mit dem regelmäßigen Schmerzmittelgebrauch der Kopfschmerz bei Medikamentenübergebrauch entwickelte (Diener u. Dahlöf 1999). Der Kopfschmerz bei Medikamentenübergebrauch kann sich auch bei Kopfschmerzen nach Schädel-Hirn-Trauma oder Halswirbelsäulen(HWS)-Schleudertrauma entwickeln. Interessanterweise führen andere Indikationen für häufigen Schmerzmittelgebrauch wie z. B. rheumatische Erkrankungen oder Rückenschmerzen so gut wie nie zu Kopfschmerzen bei Medikamentenübergebrauch. Frauen sind 3- bis 5-mal häufiger von Kopfschmerzen bei Medikamentenübergebrauch betroffen als Männer.

Der Kopfschmerz bei Medikamentenübergebrauch, der sich unter Analgetika oder Ergotaminen entwickelt, ist ein chronischer, holozephaler, diffuser und dumpfer Kopfschmerz ohne wesentliche Begleitsymptome. Triptane hingegen führen zu migräneartigen Kopfschmerzen. Zudem ist eher eine Zunahme der Attackenfrequenz der Migräne zu beobachten als tägliches Auftreten von Kopfschmerzen (Limmroth et al. 1999). Neben diesen klinischen Unterschieden zwischen den einzelnen Substanzgruppen lassen sich auch pharmakologische Unterschiede herausarbeiten (Limmroth et al. 2002). So ist die für die Triptane die durchschnittliche Dauer der Einnahme kürzer und die monatliche Einnahmefrequenz niedriger als für Ergotamine oder Analgetika (◙ Tab. 15.1).

◻ **Tab. 15.1**   Mittlere Dauer und monatliche Einnahmefrequenz für Kopfschmerzen bei Medikamentenübergebrauch. (Aus Limmroth et al. 2002)

Substanzgruppe	Mittlere Dauer der Einnahme (Jahre)	Mittlere monatliche Frequenz der Einnahme
Analgetika	5,2	74
Ergotamine	2,7	37
Opiate	2,2	108
Triptane	1,7	19

15.3   Empfehlungen

— Erster wichtiger Schritt in der Behandlung des Kopfschmerzes bei Medikamentenübergebrauch ist die Aufklärung des Patienten über den Zusammenhang zwischen Medikamenteneinnahme und Kopfschmerz.
— Darauf aufbauend sollte der Patient zu einer Medikamentenpause motiviert werden (Evers u. Jensen 2011).
   — Die Pause der Triptane geht recht schnell und ohne wesentliche Entzugssymptome vonstatten.
   — Bei Ergotaminpräparaten und analgetischen Mischpräparaten entwickeln sich Entzugssymptome wie Übelkeit, Erbrechen, Hypotension und Tachykardie.
   — Bei Mischpräparaten, die Codein enthalten, und bei Patienten, die zusätzlich Tranquilizer einnehmen, ist der Entzug schwieriger und langwieriger und bedarf oft einer stationären Behandlung.
— Wenn der Entzug überstanden ist, muss eine Klärung erfolgen, welches der primäre Kopfschmerz ist, der zur Entwicklung des Kopfschmerzes bei Medikamentenübergebrauch beigetragen hat.
— Um zu erreichen, dass nicht der identische Weg wieder beschritten wird, sollte eine entsprechende Prophylaxe begonnen werden.

Aus einer großen prospektiven Studie lässt sich ablesen, dass 38% innerhalb der ersten 12 Monate und 42% innerhalb von 4 Jahren einen Rückfall erleiden (Katsarava et al. 2003, 2005). Diese Daten stimmen mit denen aus retrospektiven Untersuchungen recht gut überein (Fritsche et al. 2001; Tribl et al. 2001). Vor diesem Hintergrund ist es sinnvoll und zielführend, die Patienten mit Kopfschmerzen bei Medikamentenübergebrauch mittels multimodaler Schmerztherapie zu behandeln (Block u. Gabriel 2010). Das Einbeziehen vieler den Kopfschmerz begünstigender Faktoren in die Diagnostik und Therapie kann sowohl das Verständnis des Patienten hierzu verbessern als auch den Therapieerfolg erhöhen.

Merksätze
- Spannungskopfschmerz und Migräne sind die häufigsten Kopfschmerzformen, aus denen sich der Kopfschmerz bei Medikamentenübergebrauch entwickelt.
- Die Therapie der Wahl ist eine Entzugsbehandlung.
- Um sowohl das Verhalten beim Auftreten von Kopfschmerzen als auch das Verständnis für die Mechanismen der Chronifizierung nachhaltig zu verbessern, sollte eine multimodale Schmerztherapie erfolgen.
- Nach erfolgtem Entzug ist eine Prophylaxe hinsichtlich des primären Kopfschmerzes indiziert.
- Das Rezidivrisiko für Kopfschmerzen bei Medikamentenübergebrauch ist hoch.

Literatur

Block F, Gabriel J (2010) Multimodale Schmerztherapie in der Neurologie. Akt Neurol 37: 501–504

Diener HC, Dahlöf CGH (1999) Headache associated with chronic use of substances. In: Olesen J, Tfelt-Hansen P, Welch KMA (eds) The headaches, 2nd edn. Lippinott Williams & Wilkins, Philadeplhia, pp 871–878

Diener HC, Dodick DW, Goadsby PJ et al. (2012) Chronic migraine-classification, characteristics and treatment. Nat Rev Neurol 8: 162–171

Evers S, Jensen R (2011) Treatment of medication overuse headache – guideline of the EFNS headache panel. Eur J Neurol 18: 1115–1121

Evers S, Marziniak M (2010) Clinical features, pathophysiology, and treatment of medication-overuse headache. Lancet Neurol 9: 391–401

Fritsche G, Eberl A, Katsarava Z et al. (2001) Drug-induced headache: long-term follow-up of withdrawal therapy and persistence of drug misuse. Eur Neurol 45: 229–235

Limmroth A, Katsarava Z, Fritsche G et al. (1999) Headache after frequent use of serotonin agonists zolmitriptan and naratriptan. Lancet 353: 378

Limmroth A, Katsarava Z, Fritsche G et al. (2002) Features of medication overuse headache following overuse of different acute headache drugs. Neurology 59: 1011–1014

Katsarava Z, Limmroth V, Finke M et al. (2003) Rate and predictors for relapses in medication overuse headache: a one year prospective study. Neurology 60: 1682–1684

Katsarava Z, Müssig M, Dzagniza A et al. (2005) Rate and predictors for relapses in medication overuse headache: a four year prospective study. Cephalgia 25:12–15.

Silberstein SD, Olesen J, Bousser M-G et al. (2005) The international classification of headache disorders, 2nd edn. (ICHD-II)-revision of criteria for 8.2. medication-overuse headache. Cephalagia 25: 460–465

Tribl GG, Schnider P, Wöber C et al. (2001) Are there predictive factors for long-term outcome after withdrawal in drug-induced chronic daily headache? Cephalgia 21: 691–696

Ausgeprägte orthostatische Hypotonie unter dopaminerger Therapie bei Morbus Parkinson

C. Haubrich, M. Dafotakis

F. Block (Hrsg), *Komplikationen in der Neurologie*,
DOI 10.1007/978-3-662-47880-6_16, © Springer-Verlag Berlin Heidelberg 2016

16.1   Falldarstellung

▪ Anamnese

Seit einem Jahr befand sich der 68-jährige Herr A. mit einem Morbus Parkinson in neurologischer Behandlung. Die zunächst mit Pramipexol (3-mal 0,7 mg) begonnene medikamentöse Therapie wurde seit 6 Monaten mit L-Dopa (4-mal 100 mg L-Dopa/25 mg Benserazid) kombiniert. Außerdem erhielt der Patient aufgrund eines arteriellen Hypertonus Amlodipin, Captopril und Torasemid. Seit etwa 6 Monaten klagte der Patient am Tage über Müdigkeit und Konzentrationsstörungen, welche vor allem postprandial auftraten. Dreimal war er gestürzt und hatte sich dabei Prellungen und Schürfwunden zugezogen. Es fehlte ihm die Erinnerung für wenige Sekunden und er konnte nicht nachvollziehen, wie es zu den Stürzen gekommen war. Er habe sich jedoch selbständig aufrichten können und sei sofort wieder orientiert und bewusstseinsklar gewesen. Aufgrund der Müdigkeit und der Stürze wurde ein Fortschreiten der Parkinson-Erkrankung vermutet und eine zusätzliche Therapie mit einem Catechol-O-Methyltransferase(COMT)-Hemmer (Entacapon 200 mg) zu jeder L-Dopa Gabe initiiert. Unter diesem Regime verstärkten sich noch einmal die Symptome, sodass eine Einweisung in die Klinik zur Neueinstellung und Adaptation der Medikation erfolgte.

▪ Befunde

In der klinischen Untersuchung fanden sich allenfalls eine leichtgradige Hypomimie, Seborrhö, ein unerschöpflicher Glabella-Reflex, eine regelrechte Okulomotorik, ein intermittierend auftretender rechtsbetonter Ruhetremor, ein kaum nachweisbarer rechtsbetonter Rigor der Extremitäten mit Zahnradphänomen sowie eine leichtgradige rechtsbetonte Bradydiaochokinese, eine Bewegungsverlangsamung im Fingertapping. Es fand sich weder eine relevante posturale Instabilität noch fanden sich Fluktuationen. Aus der Anamnese gingen neben Stürzen mit kurzzeitigem Bewusstseinsverlust auch Müdigkeit, Konzentrationsstörungen, vermehrter Harndrang mit gelegentlicher Inkontinenz, bis zu dreimalige Nykturie, eine erektile Dysfunktion und eine langjährige Obstipationsneigung mit Stuhlgangsintervallen bis zu 7 Tagen hervor.

Vor Einnahme seiner Medikation betrug der im Sitzen gemessene Blutdruck des Patienten 155/85 mmHg. In der am Morgen vor Einnahme der Medikation nüchtern durchgeführten Kipptischuntersuchung ließ sich nach 3 min ein drastischer Blutdruckabfall von systolisch 65 mmHg und diastolisch 20 mmHg nachweisen (◘ Abb. 16.1), der innerhalb der 10 min dauernden Stehzeit fortbestand. Die Pulsfrequenz stieg nur geringfügig um 15 Schläge/min an. Hierbei äußerte der Patient lediglich ein Schweregefühl der Beine.

Der Befund war mit einer medikamentös verstärkten orthostatischen Hypotonie bei Morbus Parkinson vereinbar. Die autonome Funktionsdiagnostik erbrachte zusätzlich Hinweise auf ein kardiovagales Defizit mit verminderter Herzratenvariabilität und einer Latenzverzögerung der sympathischen Hautantworten der Extremitäten. Die 24-h-Blutdruckmessung zeigte hypotensive Blut-

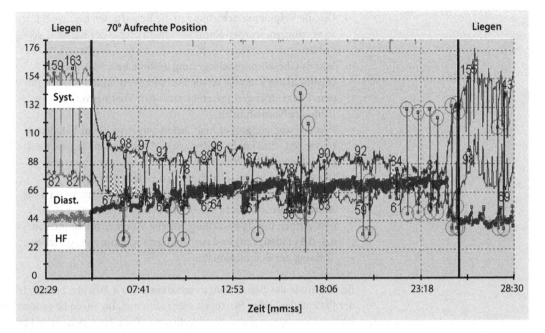

◻ Abb. 16.1 Die Kipptischdiagnostik zeigte unmittelbar nach dem passiven Aufrichten in die 70°-Position *(senkrechte Markierung links)* einen drastischen Abfall des systolischen (65 mmHg) und diastolischen Blutdrucks (20 mmHg) entsprechend einer orthostatischen Hypotonie, welche auch durch den Anstieg der Herzfrequenz (15/min) nicht kompensiert werden konnte. Im Liegen sowohl vor dem Aufrichten in die 70°-Position als auch nach Rückkehr in die liegende Position *(senkrechte Markierung rechts)* bestand eine arterielle Hypertonie.

druckwerte am Tage und arterielle Hypertension in der Nacht mit Blutdruckwerten bis 165/85 mmHg. Laborchemische Untersuchungen erbrachten keinen Anhalt für eine Anämie, Hyponatriämie oder Niereninsuffizienz als mögliche Ursachen einer nichtneurogenen orthostatischen Hypotonie. Mittels Echokardiografie ließen sich beispielsweise eine Herzinsuffizienz oder Aortenklappenstenose ausschließen. Das Ruhe- und Holter-EKG erbrachte keinen Anhalt für Störungen des Herzrhythmus oder der Erregungsleitung.

▪ Verlauf

Um den massiven Blutdruckabfall in Orthostase zu vermindern, wurde zunächst die antihypertensive Medikation modifiziert. Die Amlodipin-Einnahme wurde beendet, Torem wurde zunächst reduziert und ebenfalls abgesetzt, Captopril am Abend gegeben. Auch wurde die dopaminerge Medikation dahingehend verändert, dass der COMT-Hemmer abgesetzt wurde, worunter es zu keiner Verschlechterung der Parkinson-Symptomatik kam.

Darüber hinaus erhielt der Patient eine Aufklärung über nichtmedikamentöse Maßnahmen zur Vermeidung von orthostatisch bedingten hypotonen Phasen:

— Empfohlen wurden eine Tagestrinkmenge von 1,5–2 l und die Aufnahme von 5 g Kochsalz, um das intravasale Volumen anzuheben.

- Um die Volumenverschiebung in die Beinarterien und -venen zu verringern, wurden Kompressionsstrümpfe der Klasse II verordnet.
- Mittels Oberkörperhochlagerung in Ruhe bzw. während des Nachtschlafes kann die renale Filtration vermindert werden mit dem Effekt eines geringeren intravasalen Volumenverlustes im Laufe der Nachtstunden.
- Anstelle weniger großer Mahlzeiten wurden 5 kleine ballaststoffreiche, fett- und kohlenhydratarme Mahlzeiten im Tagesverlauf empfohlen, wodurch sich die Verschiebung des intravasalen Blutvolumens in die splanchnischen Gefäße verringert.
- Der Patient erhielt praktische Anleitung zu Gegenmanövern bei Auftreten orthostatischer Beschwerden (Überkreuzen von Beinen, Armen und Hockstellung, rasche Volumenaufnahme von 0,4–0,5 l Flüssigkeit) und ein Übungsprogramm zum gezielten Training der Beinmuskulatur.

Bei Kontrolle des Behandlungsergebnisses nach 4 Wochen berichtete der Patient, dass keine Synkopen mehr auftraten. Im Sitzen bestanden unverändert hypertensive Blutdruckwerte. Zwar fand sich weiterhin eine orthostatische Hypotonie, jedoch betrug der Blutdruckunterschied in der Kipptischuntersuchung nun lediglich 40 mmHg systolisch und 10 mmHg diastolisch. Die Pulsfrequenz stieg um 15 Schläge an.

16.2   Fallanalyse

Die orthostatische Hypotonie ist bei etwa 40% der Patienten mit Morbus Parkinson zu finden. Diese ist unabhängig von der Erkrankungsdauer und kann prinzipiell in jedem Stadium der Erkrankung diagnostiziert werden. Typischerweise kommt es innerhalb von 3 min nach dem Aufrichten zu einem fortbestehenden Blutdruckabfall im Stehen von mindestens 20 mmHg systolisch und 10 mmHg diastolisch. Bei vielen Patienten handelt es sich um einen Zufallsbefund, da die orthostatische Hypotonie im Rahmen des Morbus Parkinson oft mit atypischen Beschwerden einhergeht oder asymptomatisch verläuft (Arbogast et al. 2009). Klassische präsynkopale Beschwerden mit orthostatischem Schwindel, Kaltschweißigkeit, Übelkeit und Verschwommensehen werden in der Anamnese selten genannt. Oft führen erst zusätzliche Faktoren wie die Einnahme von Antihypertensiva oder die Neueinstellung auf die Parkinson-Medikation (Dopaminagonisten oder L-Dopa) zum Auftreten von Synkopen, welche aufgrund einer äußerst kurzen Bewusstlosigkeit von den Patienten lediglich als Sturz wahrgenommen werden und somit häufig reflexhaft den Behandler an ein dopaminerges Defizit z. B. im Sinne eines »wearing-off« denken lassen, woraufhin oftmals eine weitere Anhebung der dopaminergen Medikation vorgenommen wird.

In Assoziation mit der orthostatischen Hypotonie finden sich eher atypische Beschwerden wie Aufmerksamkeits-,Konzentrationsstörungen und Müdigkeit, welche im Tagesverlauf und insbesondere im Anschluss an Mahlzeiten zunehmen. Normalerweise regelt der Baroreflex die Blutdruckhomöostase. Der Baroreflex hängt von den intakten parasympathischen Afferenzen zu den Barorezeptoren im Aortenbogen und im Karotissinus sowie der Integrität der sympathischen Efferenzen zu Herz und Kreislauf ab (Jain u. Goldstein 2012). Zusätzliche Einflussfaktoren liegen beispielsweise im Ausmaß der Verschiebung des Plasmavolumens nach dem Aufrichten, der Sensitivität der Barorezeptoren, aber auch in der Beteiligung von Hypothalamus und Hirnstamm.

Nach Stand der Literatur (Studien mittels Bildgebung, neurochemischer und neuropharmakologischer Untersuchungen) ist die orthostatische Hypotonie bei Patienten mit Morbus Parkinson sowohl Folge einer sympathischen Denervierung als auch eines Baroreflex-Versagens (Jain u. Goldstein 2012). Zeitpunkt des Auftretens und das Ausmaß der orthostatischen Hypotonie sind dabei unabhängig vom Stadium der Bewegungsstörung (Sharabi u. Goldstein 2011). Infolge der sympathischen Denervierung treten bei Parkinson-Patienten weitere neurovegetative Störungen hinzu, wie bei Herrn A. die neurogene Harnblasenentleerungsstörung und erektile Dysfunktion, aber auch Gastroparese und Obstipation. Die orthostatische Hypotonie kann bereits im Frühstadium des Morbus Parkinson auftreten (Sharabi u. Goldstein 2011).

Nicht selten ist bei den Betroffenen der im Sitzen und Liegen gemessene arterielle Blutdruck erhöht. Dies führt zu einem therapeutischen Dilemma. Antihypertensiva, aber auch die Anti-Parkinson-Medikation (Dopaminagonisten, L-Dopa, COMT-Hemmer) wie im vorliegenden Fall können die parkinsonbedingte orthostatische Hypotonie verstärken.

Allerdings sind die Angaben zur orthostatischen Hypotonie als Nebenwirkung der Anti-Parkinson-Medikation nicht konsistent. Metanalysen zeigten für Dopaminagonisten stärkere Effekte als für L-Dopa. Gut belegt ist, dass die genannten Medikationen insbesondere zu Behandlungsbeginn die orthostatische Hypotonie wie in unserem Fallbeispiel verstärken können (Sánchez-Ferro et al. 2013).

16.3 Empfehlungen

Der Schwerpunkt der Behandlung der orthostatischen Hypotonie beruht neben der sorgfältigen Medikamentenplanung auf nichtmedikamentösen Maßnahmen. Diese – wie bereits weiter oben dargelegt – unterstützen die zerebrale Perfusion und können sogar eine direkte Verbesserung der Baroreflex-Funktion bewirken (Figueroa et al. 2010; Sànchez-Ferro et al. 2013). Hierzu gehören:

Vermeiden venösen Poolings Bereits unter physiologischen Bedingungen werden beim Wechsel vom Liegen zum Stehen 600 ml des intravasalen Blutvolumens in die Beinarterien und -venen verschoben. Infolge noradrenerger Denervierung peripherer Arterien und Venen kommt es im Rahmen von Parkinson-Erkrankungen zu einer Verschiebung größerer Volumina. Dieses kann durch Kompressionsstrümpfe und abdominelle Kompression mittels Bauchgurt vermindert werden. Letztere ist besonders effektiv, da das splanchnische Blutvolumen etwa 20–30% des intravasalen Gesamtvolumens ausmacht.

Erhöhung des intravasalen Plasmavolumens   Sowohl für die Aufrechterhaltung der Baroreflex-Funktion als auch für die zerebrale Perfusion ist die Aufrechterhaltung eines ausreichenden Plasmavolumens entscheidend. Die Tagestrinkmenge sollte 1,5–2 l betragen. Die Kochsalzaufnahme sollte wenigstens 5 g täglich betragen. Dies unterstützt die Retention intravasalen Volumens. Diese Aufnahme von Flüssigkeit und Salz ist natürlich limitiert durch den Bluthochdruck im Liegen und sollte diesen nicht verstärken.

Reduktion der nächtlichen renalen Filtration   Die nächtliche Oberkörperhochlagerung um 20° kann die Natriumretention fördern und damit die nächtliche Diurese vermindern.

Stärkung der Wadenmuskelpumpe und Einsatz von Gegenmanövern   Sofortmaßnahmen bei orthostatischen Beschwerden können den Blutdruck innerhalb von Sekunden messbar anheben und halten die zerebrale Perfusion in Orthostase aufrecht. Zu diesen gehören isometrische Kontraktionen der Beinmuskulatur, beispielsweise durch Überkreuzen der Beine oder die abdominelle Kompression in der Hockstellung, welche zu einer Rückverlagerung des intravasalen Volumens in den Thorax führen und den venösen Rückstrom zum Herzen fördern. Auch regelmäßiges Training der Beinmuskulatur beispielsweise durch Schwimmen oder Radfahren verbessert die Orthostasetoleranz langfristig.

Verhinderung der postprandialen Hypotension   Medikamentöse Maßnahmen zielen auf kurzwirksame Pharmaka, um die gewünschte Anhebung bzw. Senkung des Blutdrucks den Tagesaktivitäten und Ruhezeiten anzupassen. Von Medikamenten sollte in der Behandlung der orthostatischen Hypotonie erst nach Ausschöpfen der nichtmedikamentösen Maßnahmen Gebrauch gemacht werden. Einziger Wirkstoff zur Behandlung der orthostostatischen Hypotension, welcher im Rahmen einer Doppelblindstudie getestet wurde, ist der α1-Agonist Midodrin. Die Wirkdauer beträgt 2–4 h. Dieser sollte beginnend mit einer Dosis von 5–10 mg nur tagsüber eingesetzt werden. Die gewünschte vasokonstriktorische Wirkung kann nur bei ausreichendem intravasalen Volumen eintreten. Sofern ein im Liegen gemessener (klinostatischer) Bluthochdruck von mehr als 180/100 mmHg besteht, sollte die Medikation nicht eingenommen werden. Häufige Nebenwirkungen der Midodrin-Behandlung sind Parästhesien der Kopfhaut und pilomotorische Reaktionen wie Gänsehaut.

Ist die orthostatische Hypotonie mit einer klinostatischen Hypertension kombiniert, so liegt ein schweres Baroreflex-Versagen vor, welches mit hoher Blutdruckvarriabilität bzw. -instabilität verbunden ist und mit einer erhöhten kardiovaskulären Morbidität und Mortalität korreliert (Sharabi u. Goldstein 2011). Die Behandlung des sog. klinostatischen Bluthochdrucks sollte mit besonderer Vorsicht erfolgen.

— Am Tage sollten bei Patienten mit Hypertonie-Hypotonie-Syndrom blutdrucksenkende Medikamente vermieden werden.
— Sofern nötig, können Midodrin oder Fludrocortison eingesetzt werden.
— Der Liegend-Bluthochdruck lässt sich bereits vermeiden, wenn Ruhezeiten am Tage im Sitzen statt im Liegen verbracht werden.
— Sollte während der Nachtruhe aufgrund dauerhaft hoher Blutdruckwerte eine Medikation notwendig werden, sollten hier prinzipiell nur kurzwirksame Pharmaka eingesetzt werden (Naschitz et al. 2006).
— Sofern die Nachtruhe nicht durch das mehrmalige Aufstehen unterbrochen werden muss, könnte bei extrem hohen nächtlichen Blutdruckwerten um 180/100 mmHg systolisch beispielsweise Nitroglycerin transdermal mit einer Wirkdauer von 7–10 h eingesetzt werden.
— Grundprinzip der Behandlung des sog. Hypotonie-Hypertonie-Syndroms ist die am Blutdrucktagesprofil und an den Aktivitäten des betroffenen Patienten orientierte Behandlung.
— Umsetzung und Erfolg der Behandlung hängen entscheidend von der Aufklärung und aktiven Mitarbeit (beispielsweise auch der Blutdruck-Selbstkontrolle) ab.

Merksätze
— Da die orthostatische Hypotonie im Rahmen des Morbus Parkinson oft mit atypischen Beschwerden wie Konzentrationsstörungen, Müdigkeit sowie Stürzen einhergeht, sollte differenzialdiagnostisch an diese gedacht werden, bevor eine Anhebung der dopaminergen Therapie erfolgt, da diese die Beschwerden noch einmal drastisch verstärken kann. Der Schellong-Test (verkürzte Variante: 3 min Liegen, Aufstehen, 3 min Stehen) kann hier wertvolle Dienste leisten.
— Die Behandlung der orthostatischen Hypotonie zielt darauf ab, die Kreislaufregulation und die Orthostasetoleranz zu verbessern. Sie sollte sich dem Tagesrhythmus und den Bedürfnissen des Patienten individuell anpassen.
— Die Therapie besteht vor allem in der Anpassung der antihypertensiven und dopaminergen Medikation nichtmedikamentösen Maßnahmen. Dies gilt insbesondere dann, wenn ein zusätzlicher klinostatischer Bluthochdruck im Sinne eines Hypertonie-Hypotonie-Syndroms besteht.

Literatur

Arbogast SD, Alshekhlee A, Zulfiqar H et al. (2009) Hypotension unawareness in profound orthostatic hypotension. Am J Med 122: 574–580

Sánchez-Ferro A, Benito-León J, Gómez-Esteban JC (2013) The management of orthostatic hypotension in Parkinson's disease. Front Neurol 4: 1–5

Figueroa JJ, Basford JR, LowPA (2010) Preventing and treating orthostatic hypotension: As easy as A, B, C. Cleve Clin J Med 77: 298–306

NaschitzJ E, Slobodin G, Elias N et al. (2006) The patient with supine hypertension and orthostatic hypotension: a clinical dilemma. Postgrad Med J 82: 246–253

Sharabi Y, Goldstein DS (2011) Mechanisms of orthostatic hypotension and supine hypertension in Parkinson disease. J Neurol Sci 310: 123–128

Jain S, Goldstein DS (2012) Cardiovascular dysautonomia in Parkinson disease: From pathophysiology to pathogenesis Neurobiol Dis 46: 572–580

Goldstein DS, Sewell L, HolmesC (2010) Association of anosmia with autonomic failure in Parkinson disease. Neurology 74: 245–251

Abszess nach Anlage einer externen Ventrikeldrainage

F. Block

F. Block (Hrsg), *Komplikationen in der Neurologie,*
DOI 10.1007/978-3-662-47880-6_17, © Springer-Verlag Berlin Heidelberg 2016

17.1   Falldarstellung

▪ **Anamnese**

Der 58-jährige Herr B. erlitt am Aufnahmetag plötzlich heftigste Kopfschmerzen und eine leichte Eintrübung, weshalb der Notarzt gerufen wurde. Dieser fand einen schmerzgeplagten Patienten vor, der somnolent war, sich aber nach Erwecken kooperativ zeigte. Die Pupillen waren seitengleich weit und gut lichtreagibel. Es bestanden keine Paresen. Die respiratorische Situation war stabil, der Puls war mit 95 Schlägen/min und der Blutdruck mit Werten von 175/90 mmHG erhöht. Bis auf eine Borreliose, die im Jahr zuvor aufgetreten war, war Herr B. gesund, und er nahm keinerlei Medikamente ein. Es bestand kein Alkohol- und Nikotinabusus.

▪ **Befunde**

Bei Aufnahme im Krankenhaus sahen wir einen normosomen Patienten im guten Allgemeinzustand und mit erhöhten Blutdruckwerten 180/85 mmHG. Neurologisch fanden sich ein Meningismus und eine Somnolenz. Die CT-Untersuchung zeigte eine Subarachnoidalblutung mit Blut über beiden Hemisphären und in den basalen Zisternen (◘ Abb. 17.1). Die Unterhörner wirkten vergrößert als Ausdruck eines beginnenden Aufstaus. Der Patient wurde elektiv intubiert und von den neurochirurgischen Kollegen mit einer externen Ventrikeldrainage versorgt. Die anschließende digitale Subtraktionsangiografie wies ein Aneurysma der Arteria pericallosa links nach (◘ Abb. 17.2), welches mit insgesamt 3 Coils verschlossen wurde.

▪ **Verlauf**

Nach diesen Eingriffen wurde Herr B. intubiert und beatmet auf die Intensivstation übernommen. Der klinische Befund wies keinerlei Auffälligkeiten auf und das Monitoring zeigte stabile Kreislaufparameter. In der transkraniellen Duplexsonografie sahen wir eine Beschleunigung der Flussgeschwindigkeiten der basalen Hirnarterien, aber nur im Sinne von allenfalls grenzwertigen Vasospasmen. Deren Prophylaxe erfolgte mit Euvolämie und Nimodipin 4-mal 60 mg. Eine beatmungsassoziierte Bronchopneumonie wurde mit Piperacillin/Tazobactam erfolgreich behandelt, sodass ein Weaning durchgeführt werden konnte und der Patient nach 10 Tagen der Beatmung extubiert werden konnte. Herr B. war wach, kooperativ, wies keine Auffälligkeiten im Bereich der Hirnnerven und der Extremitäten auf. Der intrakranielle Druck war die ganze Zeit über normwertig, allerdings unter der Bedingung, dass die Drainage geöffnet blieb und täglich bis zu 450 ml Liquor abfloss (◘ Abb. 17.3).

Die Kontrollen des Liquors mittels Status und Gram-Präparat wiesen über 12 Tage keine Veränderungen auf, die für eine Infektion sprachen (◘ Tab. 17.1). Am Tag 13 stieg der Eiweißgehalt im Liquor auf 1206 mg/l, das Laktat auf 3,82 mmol/l und die Leukozyten auf

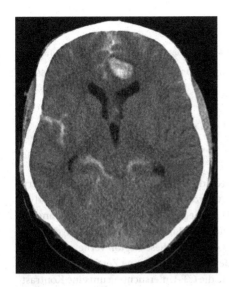

Abb. 17.1   Subarachnoidalblutung mit beginnendem Aufstau *(Pfeil)*

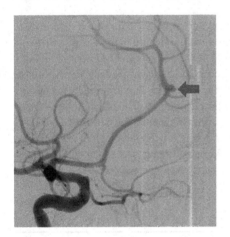

Abb. 17.2   Aneurysma der A. pericallosa links *(Pfeil)*

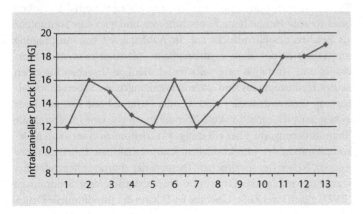

Abb. 17.3   Verlauf des intrakraniellen Drucks

☐ Tab. 17.1 Verlauf der Liquorparameter

Parameter	Referenzbereich	Tag 3	Tag 4	Tag 5	Tag 6	Tag 8	Tag 9	Tag 11	Tag 13
Eiweiß	100–450 mg/l	2430	820	862	1038	767	362	110	1266
Erythrozyten	0–15 Mpt/l	110930	18773	40960	17920	9227	10613	853	341
Leukozyten	0–6 Mpt/l	360	170	910	360	123	33	10	2730
Laktat	0,5–2,60 mmol/l	2,23	1,90	2,60	2,62	2,23	2,04	1,92	3,82

2730 Mpt/l. Daraufhin wurde die externe Ventrikeldrainage entfernt und eine Antibiose mit Ceftriaxon 1-mal 2 g, Flucloxacillin 6-mal 2 g und Metronidazol 3-mal 0,5 g begonnen. Die CT-Kontrolle am Tag danach zeigte keinen erneuten Aufstau, aber eine größere Hypodensität rechts frontal (☐ Abb. 17.4). Durch diese Region verlief die externe Ventrikeldrainage. Unter dem Verdacht auf eine Zerebritis bzw. einen beginnenden Abszess wurde die CT-Untersuchung um eine Kontrastmittelgabe erweitert, die den Verdacht auf einen Abszess bestätigte (☐ Abb. 17.5).

Die Neurochirurgen punktierten die Struktur durch das vorhandene Bohrloch zur Erregergewinnung und nahmen anschließend eine Spülung mit NaCl vor. Die mikrobiologische Untersuchung des Punktates wies Staphylococcus aureus nach, weshalb die Antibiose auf Flucloxacillin eingeengt wurde. Herr B. wurde noch 7 Tage bei uns behandelt und mit der Empfehlung, das Flucloxacillin für weitere 3 Wochen zu verabreichen, in eine Rehabilitationsklinik verlegt. Zum Zeitpunkt der Verlegung war er klinisch neurologisch bis auf eine leichte psychomotorische Verlangsamung unauffällig, die systemischen Entzündungszeichen hatten sich normalisiert.

17.2   Fallanalyse

Akuter Hirndruck bedingt schnell ausgeprägte Symptome wie starke Kopfschmerzen und Vigilanzminderung bis zum Koma. Der oben beschriebene Patient hatte Kopfschmerzen und wies eine Somnolenz als Zeichen des Hirndrucks auf. In Abhängigkeit von Ausprägung und Dauer ist der akute Hydrozephalus mit einer relevanten Morbidität und Mortalität vergesellschaftet. Häufige Ursachen für einen akuten Hydrozephalus sind akute Erkrankungen wie Subarachnoidalblutung, intraventrikuläre Blutung oder intrazerebrale Blutung. Aber es können auch nicht so akute Erkrankungen wie eine intrazerebrale Raumforderung, die über ein stetiges Wachstum zu einer akuten Dekompensation der intrakraniellen Raumverhältnisse führt, dahinter stecken. Neben der spezifischen Therapie der zugrunde liegenden Erkrankung verfolgt das Einbringen einer externen Ventrikeldrainage (EVD) gleich zwei Ziele. Über die EVD kann der intrakranielle Druck

17

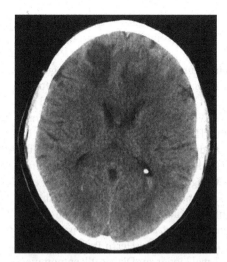

□ Abb. 17.4   Ausgedehntere Hypodensität rechts frontal *(Pfeil)*

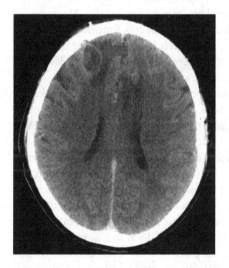

□ Abb. 17.5   Ringförmige Kontrastmittelaufnahme *(Pfeil)*

gemessen werden und es kann Liquor abgelassen werden, um den erhöhten Druck zu senken. Durch Justierung der Tropfkammer zum Foramen-Monroi-Niveau kann die Druckmessung reguliert werden. Es kann jederzeit ein Nullpunktabgleich erfolgen. Damit kann der Drift im Messsystem eliminiert und langfristig eine hohe Messgenauigkeit erzielt werden. Das sind alles Gründe, weshalb die EVD beim akuten Hydrozephalus den Goldstandard darstellt. Eine kontinuierliche Liquordrainage ist empfehlenswert, um dadurch das Risiko der Okklusion des proximalen Katheterabschnitts zu reduzieren. In Abhängigkeit von dem intrakraniellen Druck beträgt die Fördermenge

10 bis maximal 40 ml/h. In unserem Fall wurden über die EVD anhaltend normale Werte bei allerdings einem täglichen Liquorabfluss von 450 ml gemessen.

Die wesentlichen Nebenwirkungen der EVD sind Blutungen und Infektionen. Letztere können im Bereich von 0 bis 27% auftreten (Hoefnagel et al. 2008; Lozier et al. 2002; Zentner et al. 1995) und präsentieren sich als Meningitis, Ventrikulitis, Abszess oder subdurales Empyem (Chohan et al. 2014; Hagel et al. 2014; Lyke et al. 2001). Bei unserem Patienten kam es zu der selteneren Infektion in Form eines Abszesses. Der wesentliche Risikofaktor für das Auftreten einer Infektion ist die Dauer der Katheterlage (Hoefnagel et al. 2008; Lozier et al. 2002). Die Frequenz der Liquorentnahme, das Spülen des Katheters, systemische Infekte und intraventrikuläre Blutung scheinen weitere Risikofaktoren darzustellen (Lozier et al. 2002; Lucey u. Myburgh 2003; Mayhall et al. 1984). Die EVD lag bei Herrn B. 13 Tage und es wurde während dieser Zeit 8-mal Liquor zur Diagnostik entnommen.

Gram-positive Kokken der Hautflora wie koagulase-negative Staphylokokken, Staphylococcus epidermidis, Staphylococcus ausreus stellen die Mehrzahl der nachgewiesenen Erreger dar (Hoefnagel et al. 2008; Lozier et al. 2002). Enterococcus coli, Enterococcus feacalis und Klebsiella pneumoniae sind weitere häufigere Erreger (Hoefnagel et al. 2008; Lozier et al. 2002). In dem vorgestellten Fall wurde Staphylococcus aureus als Keim nachgewiesen.

Anstieg der Zellzahl und positive Befunde in der Liquorkultur sind die wichtigsten Parameter, um den Nachweis einer Infektion zu erbringen (Pfisterer et al. 2003). Dazu muss der Liquor aus der EVD entnommen werden. Da die Liquorentnahme per se ein Risikofaktor für das Auftreten einer Infektion ist, stellt sich die Frage, wie damit umzugehen ist. Die Verdachtsdiagnose klinisch mit Parametern wie Fieber, Meningismus, Kopfschmerzen und Vigilanzminderung zu stellen, ist oft bei den Patienten mit Hirndruck nicht machbar, da diese im Rahmen der Hirndrucktherapie meist künstlich beatmet werden und analgosediert sind. Protokolle, die z. B. eine routinemäßige Entnahme des Liquors dreimal pro Woche vorsehen, und eine zusätzliche Entnahme nur bei Auffälligkeiten, sind in dem Zusammenhang hilfreich (Hoefnagel et al. 2008). Unser Patient war wach und spontan atmend und wies bis auf eine psychomotorische Verlangsamung keine neurologischen Auffälligkeiten auf. Bei Nachweis einer Infektion ist die EVD zu entfernen und entsprechend dem zu erwartenden Keimspektrum eine kalkulierte Antibiose zu beginnen. Bei der Auswahl des Antibiotikums ist neben dem Keimspektrum die Tatsache der Liquorgängigkeit relevant. Die Kombinationen aus Ceftriaxon, Flucloxacillin und Metronidazol oder aus Vancomycin und Rifampicin sind dafür mögliche Therapieregime. Ein langes Intervall bis zum Beginn der Therapie und gram-negative Erreger sind Prädiktoren für eine schlechte Prognose. Auch wenn die EVD-assoziierten Infektionen zu keiner erhöhten Mortalität führen, so bedingen sie durchaus eine Erhöhung der Morbidität, welche sich in einem längeren intensivmedizinischen Aufenthalt und einer längeren Rehabilitationsphase widerspiegelt (Hagel et al. 2014; Hoefnagel et al. 2008; Lyke et al. 2001).

Das Messen des Hirndrucks ist wesentlich, um zu entscheiden, ob die EVD entfernt werden kann. Bei anhaltenden Drücken unterhalb von 20 mmHG sollte die EVD über 24 h abgeklemmt bleiben. Steigt darunter der Druck nicht an und sind dann entweder klinisch oder bildgebend keine Zeichen eines erhöhten Hirndrucks festzustellen, sollte die EVD entfernt werden.

17.3 Empfehlungen

Bei akutem Hydrozephalus ist die EVD in der Regel die Methode der Wahl, um den Hirndruck zu messen. Da die Dauer der Katheterlage der wesentliche Risikofaktor für das Auftreten einer EVD-assoziierten Infektion ist, ist die Notwendigkeit des Vorhandenseins der EVD täglich zu hinterfragen. Anhaltend normale Hirndrücke sollten dazu führen, die EVD nach Abklemmen über 24 h und fehlendem Nachweis eines erhöhten Hirndrucks mittels CCT zu entfernen. Wenn der Hirndruck erhöht bleibt, so muss klinisch und über die Untersuchung des Liquors nach Zeichen einer Infektion gefahndet werden. Um dadurch das Risiko für Infektion nicht zu erhöhen, ist ein Protokoll wie z. B. eine routinemäßige Entnahme des Liquors 3-mal pro Woche und zusätzliche Entnahme nur bei Auffälligkeiten sinnvoll (Hoefnagel et al. 2008). In 2 Studien konnte eindrücklich gezeigt werden, dass eine Schulung von Ärzten und Pflegepersonal im Umgang mit der EVD die Rate der Infektion deutlich senken kann (Camacho et al. 2013; Lwin et al. 2012). Diesen letzten Punkt kann man aus klinischer Erfahrung nur unterstreichen, zumal es im Bereich der Intensivstationen regelhaft zu Personalwechsel kommt. Deshalb ist eine regelmäßige Schulung in festen Abständen dringend anzuraten.

> **Merksätze**
> — Beim akuten Hydrozephalus stellt die EVD den Goldstandard dar, um den Hirndruck zu messen.
> — Blutungen und Infektionen stellen die wesentlichen Nebenwirkungen der EVD dar.
> — Wichtigster Risikofaktor für das Auftreten einer EVD-assoziierten Infektion ist die Dauer der Katheterlage.
> — Um das Risiko für EVD-assoziierte Infektionen zu senken, sollten routinemäßig in festen Abständen Schulungen für Ärzte und Pflegepersonal im Umgang mit einer EVD erfolgen.
> — Bei Nachweis einer EVD-assoziierten Infektion ist die EVD zu entfernen und eine gezielte Antibiose zu beginnen.

Literatur

Camacho EF, Boszczowski I, Freire MP et al. (2013) Impact of an educational intervention implanted in a neurological intensive care unit on rates of infection related to external ventricular drains. PLoS One 8: e50708

Chohan MO, Akbik OS, Ramos-Canseo J et al. (2014) A novel single twist-drill access device for multimodal intracranial monitoring: a 5-year single-institution experience. Operative Neurosurg 3: 400–411

Hagel S, Bruns T, Pletz MW (2014) External ventricular drain infections: risk factors and outcome. Interdisc Perspec Infect Dis 2014: 708531

Hoefnagel D, Dammers R, Ter Laak-Poort MP et al. (2008) Risk factors for infections related to external ventricular drainage. Acta Neurochir (Wien) 150: 209–214

Lozier AP, Sciacca RR, Romagnoli MF et al. (2002) Ventriculostomy-related infections: a critical review of the literature. Neurosurgery 51: 170–182

Lucey MA, Myburgh (2003) Antibiotic prophylaxis for external ventricular drains in neurosurgical patients: an audit of compliance with a clinical management protocol. Crit Care Resusc 5: 182–185

Lyke KE, Obasanjo OO, Wiliams MA et al. (2001) Ventriculitis complicating use of intraventricular catheters in adult neurosurgical patients. CID 33: 2028–2033

Lwin S, Low SW, Choy DK (2012) External ventricular drain infections: successful implementation of strategies to reduce infection rate. Singapore Med J 53: 255–259

Mayhall CG, Archer NH, Lamb VA et al. (1984) Ventriculostomy-related infections. A prospective epidemiologic study. N Engl J Med 310: 553–559

Pfisterer W, Mühlbauer M, Czech T (2003) Early diagnosis of external ventricular drainage infection: results of a prospective study. J Neurol Neurosurg Psychiatry 74: 929–932

Wang X, Dong Y, Qi X-Q (2013) Clinical review: efficacy of antimicrobial-impregnated catheters in external ventricular drainage – a systematic review and meta-analysis. Crit Care 17: 234

Zentner J, Duffner F, Behrens E (1995) Percutaneous needle trephination for external CSF drainage: experience with 226 punctures. Neurosurg Rev 18: 31–34

17

Pontine Myelinolyse

F. Block

F. Block (Hrsg), *Komplikationen in der Neurologie*,
DOI 10.1007/978-3-662-47880-6_18, © Springer-Verlag Berlin Heidelberg 2016

18.1   Falldarstellung

- **Anamnese**

Der 63-jährige Herr C. betreibt seit mehreren Jahren einen Alkohol-abusus, der seit mehr als einem Jahr in 8 Bier und einer ¾ Flasche Schnaps pro Tag besteht. Seit Mai 2014 sei es zu einer Gewichtsabnahme bei Appetitlosigkeit und rezidivierendem Erbrechen gekommen. Einer diesbezüglichen Diagnostik hatte sich Herr C. verweigert. Aufgrund von 2 Grand Maux erfolgte die akute Krankenhauseinweisung. Bei Aufnahme dort war er unruhig und nicht kooperativ, hochgradige Lähmungen wurden nicht festgestellt. Im Labor zeigte sich eine Hyponatriämie von 116 mmol/l (Referenzbereich 135–145 mmol/l), eine Anämie und Thrombozytopenie. In der Computertomografie des Gehirns fand sich eine globale Hirnvolumenminderung, passend zum Alkoholabusus, aber keine fokalen Läsionen oder Subduralhämatom. Sowohl wegen der Hyponatriämie als auch wegen des Zustands nach 2 Grand Maux wurde er auf der Intensivstation des Krankenhauses überwacht und behandelt. Die Hyponatriäme wurde innerhalb von 24 h von 116 mmol/l auf 135 mmol/l ausgeglichen, der beginnende Entzug wurde mit Diazepam und Haloperidol behandelt. Nach 4 Tagen waren die Unruhe und die vegetative Entzugssymptomatik soweit gebessert, dass er auf eine Normalstation verlegt werden konnte. Die Medikation mit Diazepam war beendet, Haloperidol wurde noch in einer Dosierung von 2-mal 2,5 mg weiter gegeben. Aufgrund von ansteigenden Entzündungswerten und Fieber wurde eine Antibiose begonnen. Am 2. Tag auf der Normalstation fiel eine progrediente Dysarthrie, Dysphagie und Tetraparese auf, weshalb der Patient zu uns verlegt wurde. Die Verlegungsmedikation bestand in ASS 100 mg, Candesartan 16 mg, Hydrochlorothiazid 12,5 mg, Simvastatin 20 mg, Pantozol 40 mg, Haloperidol 2,5 mg, Thiamin und Pyridoxin, Lactulose, Sultamicillin oral 2-mal 2 g und Enoxaparin 0,4 mg s.c.

- **Befunde**

Bei Übernahme sahen wir einen normosomen Patienten in reduziertem Ernährungszustand. Er wies mehrere Hämatome (rechts frontoparietal, rechtes Handgelenk und unterhalb des linken Knies) und frischere Hauteinblutungen (beide Unterarme und beide Hände) auf. Der Blutdruck war mit 140/60 mmHg normal, die Herzfrequenz mit 93 Schlägen/min erhöht. Über der gesamten Lunge war das Atemgeräusch vermindert, links zudem etwas verschärft. Im neurologischen Befund fielen eine sakkadierte Blickfolge, eine Anarthrie, eine Dysphagie und eine leichtgradige und beinbetonte Tetraparese auf. Der Muskeltonus war schlaff, die Armeigenreflexe und der PSR waren schwach auslösbar, der ASR war nicht auslösbar. Eine Muskelatrophie war nicht erkennbar. Im Labor bestand eine Anämie, das Hämoglobin war mit 4,9 mmol/l (Referenzbereich 8,6–12,0 mmol/l) und der Hämatokrit mit 0,22 l/l (Referenzbereich 0,40–0,54 l/l) erniedrigt. Die Thrombozyten waren mit 124 Gpt/l (Referenzbereich 150–430 Gpt/l)

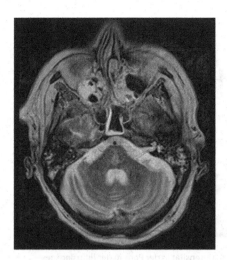

⬛ Abb. 18.1 Hyperintensität in der Pons in der T2-gewichteten MRT-Sequenz

ebenfalls erniedrigt, die Leukozyten mit 11,7 Gpt/l (Referenzbereich 3,8–9,8 Gpt/l) leicht erhöht. Die Elektrolyte und die Nierenwerte waren normwertig, das CRP mit 102,3 mg/l (Referenzbereich <5,0 mg/l) deutlich erhöht.

▪ Verlauf

Herr C. wurde bei uns aufgrund der Klinik auf der Intensivstation aufgenommen und überwacht. Es wurden wiederholt Sättigungsabfälle beobachtet und er musste bronchoskopisch abgesaugt werden. Deshalb erfolgte eine Intubation unter Analgosedierung und eine Antibiose mit Tavanic. Als Ursache für die wiederholten Aspirationen sahen wir die Anarthrie und Dysphagie an. Diese Symptome und die sakkadierte Blickfolge und die Tetraparese lassen sich auf die in der MRT nachgewiesene pontine Myelinolyse zurückführen (⬛ Abb. 18.1 und ⬛ Abb. 18.2), welche im Zusammenhang mit der initialen Hyponatriämie und dem raschen Elektrolytausgleich zu sehen ist. Um das Auftreten einer erneuten Hyponatriämie zu minimieren, wurde die diuretische Behandlung von Hydrochlorothiazid auf Torasemid 10 mg umgestellt. Die Medikation mit Haloperidol wurde beendet.

Nach 5 Tagen konnte Herr C. extubiert werden, die Entzündungswerte waren rückläufig. Neurologisch hatte sich die Anarthrie zu einer Dysarthrie verbessert, die Schluckstörung wurde von Seiten der Logopäden als schwer eingestuft, sodass die Ernährung weiter über die Magensonde erfolgen musste. Durch wiederholtes Absaugen des Speichels konnten relevante Aspirationen verhindert werden. Ein EEG wies keine Anfallsbereitschaft nach, diesbezüglich gab es während des Aufenthaltes auch keine klinischen Ereignisse.

Während des über 20 Tage andauernden Aufenthaltes auf der Intensivstation war eine progrediente Muskelatrophie zu beobachten. In der Elektroneurografie und Elektromyografie zeigten sich Veränderungen

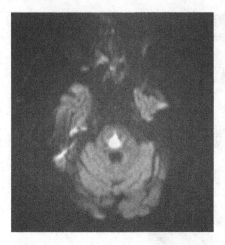

◘ Abb. 18.2   Ausgeprägte Hyperintensität in der Pons in der diffusionsgewichteten MRT-Sequenz

im Sinne einer gemischten demyelinisierenden und axonalen Polyneuro-
pathie. Bei einer ausgedehnten axonalen Schädigung einschließlich der
Gesichtsmuskulatur ist diese als Kombination aus alkoholtoxischer Poly-
neuropathie und Critical-Illness-Neuropathie zu werten. Herr C. wurde
in einem stabilen Zustand in eine Rehabilitationsklinik verlegt.

18.2   Fallanalyse

Das Krankheitsbild der pontinen Myelinolyse wurde 1959 erstmals
bei einem Patienten mit Alkoholabusus beschrieben (Adams et al.
1959). Die pontine Myelinolyse ist insgesamt eine seltene Erkrankung. Postmortale Untersuchungen fanden bei 7% der Alkoholiker
und bei 10% der Lebertransplantierten eine pontine Myelinolyse
(Brown 2000). Die Erkrankung kann in jedem Alter auftreten, am
häufigsten wird sie zwischen dem 30. und 50. Lebensjahr beobachtet
(Brown 2000).
　　Auch wenn die Pathogenese bisher nicht komplett verstanden
ist, scheint ein rascher Ausgleich einer Hyponatriämie vor allem bei
einer schweren chronischen Alkoholerkrankung mit ihren Folge-
erkrankungen die wesentliche Rolle zu spielen. Malnutrition, Infekte,
maligne Tumoren, Lebererkrankungen und Zustand nach Lebertransplantation sind ebenfalls Risikofaktoren für das Auftreten einer
pontinen Myelinolyse. Bei unserem Patienten bestand eine chronische Alkoholerkrankung und es wurde ein zu rascher Ausgleich der
Hyponatriämie vorgenommen.
　　Die Steigerung der Osmolarität führt zu einer zellulären Dehydratation mit nachfolgender Schädigung der Myelinscheide und
der Oligodendrozyten. Zudem kommt es zu einer Störung der Blut-
Hirn-Schranke mit einem vasogenen Ödem. Die Bevorzugung der

18

Brücke wird mit einer engen Durchflechtung von grauer und weißer Substanz erklärt (Norenberg 1983). Neben dem isolierten Befall der Brücke kann auch ein isolierter extrapontiner Befall oder eine Kombination von beiden nachweisbar sein (Gocht u. Colmant 1987).

Klinisch können bei der pontinen Myelinolyse

- Bewusstseinsstörungen,
- Delir,
- Störung der Okulomotorik,
- Dysarthrie,
- Dysphagie,
- epileptische Anfälle,
- Ataxie,
- Tetraparese und
- Pyramidenbahnzeichen auftreten (Brown 2000; Graff-Radford et al. 2011).

Diese Symptome entwickeln sich mit einer Latenz von 2–6 Tagen nach der Erhöhung der Serumnatriumkonzentration. Der vorgestellte Fall wies eine Okulomotorikstörung, Dysarthrie, Dysphagie und Tetraparese auf. Die 2 Grand Maux waren vor dem Ausgleich der Hyponatriämie aufgetreten und sind eher im direkten Zusammenhang mit dem Alkoholabusus zu sehen. Die Klinik der pontinen Myelinolyse entwickelte sich am Tag 5 nach dem raschen Ausgleich der Hyponatriämie.

Die Diagnose ist am besten mit der MRT zu sichern. Hier zeigen sich eine meist symmetrische Demyelinisierung in der T1-gewichteten Sequenz hypointens und in der T2-gewichteten Sequenz hyperintens (Auffrier-Calvier et al. 2012). In der diffusionsgewichteten Sequenz ist schon früher eine Hyperintensität nachweisbar. Das Ausmaß der Veränderungen in der MRT scheint nicht mit dem klinischen Outcome zu korrelieren (Graff-Radford et al. 2011). Bei Herrn C. konnte die Diagnose mittels MRT gesichert werden. Es zeigte sich eine Hyperintensität in der T2-gewichteten Sequenz und in der diffusionsgewichteten Sequenz.

Eine spezifische Therapie der pontinen Myelinolyse existiert nicht.

- Grundsätzlich sollten die Patienten intensivmedizinisch überwacht und behandelt werden.
- Es ist dabei auf eine ausreichende Ernährung, Kontrolle des Elektrolyt- und Wasserhaushalts und der metabolischen Situation zu achten.
- Selbstverständlich ist eine Prophylaxe hinsichtlich Thrombose, Pneumonie und Dekubitus durchzuführen.
- Begleitende Infekte sollten gezielt behandelt werden.

Die wichtigste Maßnahme, um das Auftreten der pontinen Myelinolyse zu verhindern, ist eine vorsichtige, kontrollierte Anhebung des Serumnatriumspiegels. Vor allem in den ersten 24 h sollte der Serumnatriumspiegel um höchstens 0,5 mmol/l/h bzw. 12 mmol/l/24 h erhöht werden.

Solange die Diagnose post mortem gestellt wurde, wurde die Prognose naturgemäß als schlecht eingestuft. Dadurch, dass durch die MRT die Diagnose häufiger gestellt werden kann, ist es nicht verwunderlich, dass die Prognose in vielen Fällen günstiger ausfällt. So konnten zwei Fallserien bei 58–72% der Patienten einen günstigen Verlauf belegen (Graff-Radford et al. 2011; Menger al. 1998). Unser Patient wies insofern einen günstigen Verlauf auf, da er sich klinisch etwas gebessert hat und in eine Rehabilitationsklinik verlegt werden konnte.

18.3   Empfehlungen

Hyponatriämien bei Patienten, die aufgrund von Erkrankungen wie Alkoholabusus oder Lebertransplantation ein erhöhtes Risiko für eine pontine Myelinolyse aufweisen, sollten möglichst vermieden werden. Medikamente, die eine Hyponatriämie auslösen können, wie Hydrochlorothiazid, Oxcarbazepin oder Duloxetin, sollten diesen Patienten möglichst nicht verabreicht und erst recht nicht kombiniert werden. Tritt eine Hyponatriämie unter solchen Medikamenten auf, sollten diese abgesetzt werden. Bei einer relevanten Hyponatriämie (Na <120 mmol/l) darf die Korrektur des Serumnatriumspiegels nur langsam erfolgen. Der Anstieg des Serumnatriumspiegels muss unter 0,5 mmol/l/h liegen. Die Korrektur erfolgt am besten mit physiologischer Kochsalzlösung (0,9% NaCl). Wenn leicht hyponatriämische Werte (125–130 mmol/l) erreicht sind, sollte die Natriumzufuhr beendet werden. Eine begleitende Hypokaliämie sollte ebenfalls ausgeglichen werden.

> **Merksätze**
> - Ein zu rascher Ausgleich einer Hyponatriämie ist der wesentliche Faktor, der eine pontine Myelinolyse hervorruft.
> - Risikofaktoren für das Auftreten einer pontinen Myelinolyse sind chronische Alkoholerkrankung, Malnutrition, Infekte, maligne Tumoren, Lebererkrankungen und Zustand nach Lebertransplantation.
> - Bei Patienten mit entsprechenden Risikofaktoren sollten Medikamente, die eine Hyponatriämie auslösen können, möglichst vermieden werden.

18

Literatur

Adams RD, Victor M, Mancall EL (1959) Central pontine myelinolysis: A hitherto undescribed disease occuring in alcoholic and malnourished patients. Arch Neurol Psychiatry 81: 154–172

Auffray-Calvier E, Toulgoat F, Daumas-Duport B et al. (2012) Infectious and metabolic brain imaging. Diagnostic and Interventional Imaging 93: 911–934

Brown WD (2000) Osmotic demyelinisation disorders: Central pontine and extrapontine myelinolysis. Curr Opin Neurol 13: 691–697

Graff-Radford J, Fugate JE, Kaufmann TJ et al. (2011) Clinical and radiologic correlations of central pontine myelinolysis syndrome. Mayo Clin Proc 86: 1063–1067

Gocht A, Colmant HJ (1987) Central pontine and extrapontine myelinolysis: A report of 58 cases. Clinical Neuropathology 6: 262–270

Menger H, Mackowski J, Jörg J et al. (1998) Pontine und extrapontine Myelinolysen. Nervenarzt 69: 1083–1090

Norenberg MD (1983) A hypothesis of osmotic endothelial injury, a pathogenetic mechanism in central pontine myelinolysis. Arch Neurol 40: 66–69

Spondylodiszitis

F. Block

F. Block (Hrsg), *Komplikationen in der Neurologie*,
DOI 10.1007/978-3-662-47880-6_19, © Springer-Verlag Berlin Heidelberg 2016

19.1   Falldarstellung

■ Anamnese

Der 72-jährige Herr A. wurde aufgrund einer Schmerzexazerbation bei moderaten lumboischalgieformen Beschwerden, die seit Jahren von einer lumbalen Spinalkanalstenose herrühren, stationär eingewiesen. 15 Tage vor der Aufnahme kam es zu einer Zunahme der vorbekannten Rückenschmerzen ohne eine Änderung der Schmerzcharakteristik. Deshalb wurde zunächst ambulant mit Ibuprofen 3-mal 400 mg und der Empfehlung einer lokalen Wärmeanwendung behandelt. Zudem wurde ambulant 2-mal lokal in der Region des stärksten Schmerzes mit Lidocain 1% infiltriert. Der Schmerz war darunter nicht nur nicht regredient, sondern wurde sogar stärker und wurde nun als reißend und stechend empfunden. Als Vorerkrankungen sind ein chronisches Schmerzsyndrom bei absoluter degenerativer Spinalkanalstenose mit Punctum maximum in Höhe Lendenwirbelkörper (LWK) 2/3 und rechtsbetonte Rezessusstenosen in Höhe LWK 4/5 bekannt. 3 Jahre vor der aktuellen Aufnahme kam es bei einer arteriellen Hypertonie und einer koronaren Herzerkrankung zu einem Vorderwandinfarkt, der mit 3 Stents versorgt wurde und der eine apikal anteriore Hypokinesie zu Folge hatte. 7 Monate vor der jetzigen Aufnahme wurde die Diagnose einer Sarkoidose der Lunge mit mediastinaler und hilärer Lymphknotenbeteiligung gestellt. Die Hausmedikation bestand aus ASS 300 1-0-0, Bisoprolol 5 mg ½-0-½, Candesartan 8 mg 1-0-1, Hydrochlorothiazid 25 mg ½-0-½, Simvastatin 20 mg 0-0-0-1 und Prednisolon 10 mg 1-0-0.

■ Befunde

Bei Aufnahme im Krankenhaus sahen wir einen schmerzgeplagten Patienten im normalen Allgemeinzustand und mit erhöhten Blutdruckwerten von 180/100 mmHg. Die Schmerzstärke wurde von dem Patienten auf der visuellen Analogskala (VAS) mit 7–8 eingeschätzt. Neurologisch zeigte sich eine Blockierung im Iliosakralgelenk (ISG) beidseits, ein paralumbaler Muskelhartspann, positive Derbolowski-Zeichen beidseits und ein beidseits positiver Abwehrschmerz, Sensibilitätsstörungen oder Paresen bestanden nicht. Das Gangbild war schmerzgeplagt und nur mit Gehwagen möglich. Im psychischen Befund fand sich eine subdepressive Stimmungslage. Laborchemisch war das Hämoglobin mit 8,0 mmol/l (Normwert 8,6–12,0 mmol/l) und der Hämatokrit mit 0,38 l/l (0,40–0,54 l/l) leicht erniedrigt, das übrige Blutbild stellte sich normwertig dar. Die Elektrolyte, Leber- und Nierenwerte waren ebenfalls normal. Das C-reaktive Protein (CRP) war mit 32,2 mg/l (<5,0 mg/l) leicht erhöht. Eine 10 Tage vor der Aufnahme angefertigte MRT-Untersuchung der Lendenwirbelsäule (LWS) beschrieb die bekannten degenerativen Veränderungen mit Zeichen einer aktivierten Osteochondrose in Höhe LWK 2/3.

19

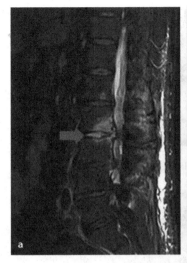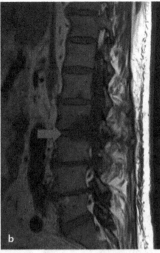

Abb. 19.1 **a** Hyperintensität der Bandscheibe und der angrenzenden Wirbelkörper *(Pfeil)* in der TIRM-Sequenz (A). **b** Hypointensität der Bandscheibe und der angrenzenden Wirbelkörper *(Pfeil)* in der T1-Sequenz

▪ Verlauf

Unter dem klinischen Bild einer ISG-Blockade wurde Herr A. schmerztherapeutisch zunächst mit Ibuprofen 3-mal 600 mg, Novaminsulfon 3-mal 1000 mg und Tilidin 2-mal 50 mg retard behandelt. Um die verspannte Muskulatur zu lockern, wurde Methocarbamol erst als Infusion und dann oral 4-mal täglich verabreicht. Zudem erfolgten Behandlungen mit lokaler Wärme und aktivierender Physiotherapie. Diese Therapie führte zu keiner Linderung, im Verlauf nahmen die Schmerzen sogar zu. Bei einer Laborkontrolle fiel ein deutlicher Anstieg des CRP auf 191,1 mg/l auf, weshalb eine erneute MRT-Untersuchung erfolgte.

Diese zeigte eine im Vergleich zur ambulanten Voruntersuchung neu aufgetretene Signalanhebung der Bandscheibe LWK 2/3 in der T2-Gewichtung. Noch besser kam diese Signalanhebung der Bandscheibe in der TIRM-Sequenz zur Darstellung (▪ Abb. 19.1a), hierbei war auch eine Signalhyperintensität der angrenzenden Grund- und Deckplatten zu sehen. In der T1-Gewichtung kommen diese Veränderungen hypointens zur Darstellung (▪ Abb. 19.1b). Nach Kontrastmittelgabe war ein bandförmiges subdiskales Enhancement zu sehen. In Höhe der LWK 2 und 3 kam ein kontrastmittelaufnehmendes Weichteilsubstrat zur Darstellung mit angrenzender leichter Kontrastmittelaufnahme im Bereich des Musculus psoas (▪ Abb. 19.2). Des Weiteren zeigte sich eine langstreckige epidurale Weichteilentzündung von LWK 1/2 bis LWK 4, jedoch keine abszessverdächtigen Formationen.

Zusammenfassend wurden diese Veränderungen als Ausdruck einer Spondylodiszitis gewertet, wozu auch das erhöhte CRP gut passt. Neben Blutkulturen wurde mittels CT des Thorax und des Abdomens

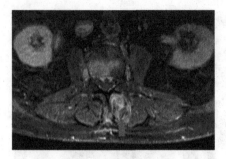

◻ **Abb. 19.2**   Kontrastmittelaufnahme im M. psoas *(Pfeil)*

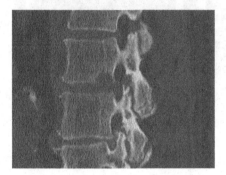

◻ **Abb. 19.3**   Erosion der Grundplatte des LWK2, die nur die mittlere Säule betrifft

und mittels transösophagealer Echokardiografie nach einem Infektfokus gesucht. Alle diese Untersuchungen waren ohne Befund. Auf eine Punktion im Infektionsgebiet wurde verzichtet, da keine Abszesse gesehen wurden.

Es wurde eine intravenöse Antibiose mit Meropenem 3-mal 1 g und Clindamycin 3-mal 600 mg begonnen und über 14 Tage fortgeführt. Bereits nach 3 Tagen war das CRP auf 57,8 mg/l gesunken und nach weiteren 3 Tagen auf 26,3 mg/l. Die doppelte Antibiose wurde bis auf transiente optische Halluzinationen gut vertragen. Fieber trat in der gesamten Zeit nicht auf. Herr A. wurde während der Zeit der intravenösen Antibiose immobilisiert und die Schmerzen waren deutlich rückläufig, VAS 3–5. Bei dem insgesamt guten Verlauf wurde die Antibiose nach 14 Tagen auf Clindamycin 3-mal 600 mg oral umgestellt mit der Maßgabe, diese Therapie über einen Zeitraum von 12 Wochen fortzuführen.

3 Wochen nach Beginn der Antibiose wurde eine CT-Untersuchung der LWS durchgeführt, um die Stabilität der Wirbelknochen zu beurteilen. Dabei wurden Erosionen in den Abschlussplatten am Bandscheibenfach LWK 2/3 die mittlere Säule betreffend gesehen (◻ Abb. 19.3). Die vordere und hintere Säule waren intakt, sodass nach Rücksprache mit den Orthopäden kein Anhalt für eine Instabilität gesehen wurde und unter Einsatz eines Stützkorsetts die Mobilisation des Patienten begonnen wurde. Eine MRT-Kontrolle der LWS 3 Wochen nach der vorherigen Untersuchung wies eine leichte Be-

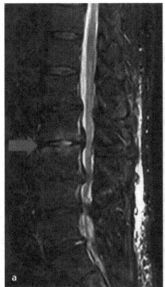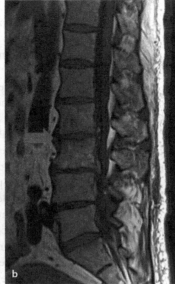

◘ **Abb. 19.4a,b** Rückgang der Signalveränderungen nach Ablauf von 24 Wochen in der Bandscheibe und den angrenzenden Wirbelkörpern *(Pfeil)* **a** in der TIRM-Sequenz und **b** der T1-gewichteten Sequenz

fundbesserung mit Rückbildung des epiduralen Entzündungssubstrates und der angrenzenden paraspinalen Weichteilentzündung nach. Eine Abszessformation war weiterhin nicht festzustellen.

Nach 6 Wochen stationärer Behandlung wurde Herr A. in eine Rehabilitationsklinik zur weiteren Mobilisation verlegt und eine Wiederaufnahme nach Ablauf von 5 Monaten zur Verlaufskontrolle vereinbart.

Hierbei berichtete Herr A., dass sich der Allgemeinzustand deutlich gebessert habe. Die Schmerzen waren gut rückläufig und im Verlauf konnte die Schmerzmedikation komplett abgesetzt werden. Der neurologische Befund war unauffällig ohne Klopfschmerz über der Wirbelsäule. In den Kontrollaufnahmen mittels MRT der LWS zeigte sich eine gute Regredienz des ehemals ausgeprägten Befundes (◘ Abb. 19.4).

19.2 Fallanalyse und Empfehlungen

Die Spondylodiszitis ist mit einer Inzidenz von 1–2 auf 100.000 Einwohner pro Jahr eine eher seltene Erkrankung (Sobottke et al. 2008). Das Durchschnittsalter liegt im Bereich von 50–64 Jahren, Männer sind doppelt so häufig betroffen wie Frauen (D'Agostino et al. 2010). Risikofaktoren sind:

- Diabetes mellitus,
- Alkohol- und Drogenabusus,
- Tumorerkrankungen,
- Immunsuppression,

- Kollagenosen,
- Leberzirrhose und Niereninsuffizienz,
- HIV und
- Malignome (Wood u. Edmonson 1989; Hadjipavlou et al. 2000).

In 14–26% der Fälle von spinaler Infektion liegt eine iatrogene Inokulation durch invasive Diagnostik und Therapie zugrunde (Govender 2005). Bei Herrn A. bestanden als Risikofaktoren die Kollagenose und die immunsuppressive Therapie mit Prednisolon. Inwieweit die lokale Infiltration mit Lidocain als Wegbereiter für die Sponylodiszitis in Frage kommt, ist nicht sicher zu klären, aber denkbar.

Klinische Leitsymptome der Spondylodiszitis sind dauerhafte lokale Rückenschmerzen, die bei Bewegung, Druck und Beklopfen des entsprechenden Segmentes extrem stark zur Ausprägung kommen. Schonhaltung, muskuläre Verspannung, Fieber und allgemeines Krankheitsgefühl treten begleitend auf. Neurologische Symptome entstehen durch Übergreifen der Infektion auf die Nachbarschaft oder durch Knickbildung der Wirbelsäule bei knöcherner Destruktion. Bei Affektion der Nervenwurzeln kommt es zu Schmerzen, Missempfindungen oder Paresen mit entsprechender radikulärer Ausbreitung. Da die Symptome unspezifisch sind und eine Vielzahl anderer Erkrankungen zu Rückenschmerzen führt, ist die Latenz zwischen Beschwerdebeginn und Diagnosestellung mit 3–4 Monaten lang (Wirtz et al., 2000; Hadjipavlou et al., 2000; Flamme et al. 2000). Wenn man die Zunahme der bekannten Rückenschmerzen als Beginn definiert, so ist eine Latenz bis zur Diagnosestellung von 5 Wochen in dem beschriebenen Fall zu attestieren.

Laborchemisch ist das CRP in ca. 95% der Fälle erhöht (D'Agostino et al. 2010), die Blutkörperchensenkungsgeschwindigkeit in 68–91%. In 56% der Fälle finden sich positive Blutkulturen (McHenry et al. 2002). Für die bildgebende Diagnostik ist die MRT mit einer Sensitivität von 96% und Spezifität von 92% der Goldstandard. Neben einer Höhenminderung des Bandscheibenfaches ist eine Hyperintensität in den T2-gewichteten Sequenzen und eine Hypointensität in den T1-gewichteten Sequenzen der betroffenen Bandscheibe der typische Befund (Ledermann et al. 2003). Die benachbarten Wirbelkörper zeigen die identischen Veränderungen in den jeweiligen Sequenzen. Nach Kontrastmittelgabe kann ein Enhancement im Bereich der Bandscheibe und im paravertebralen und epiduralen Gewebe zu sehen sein. Die Spondylodiszitis tritt in 64–73% am häufigsten im Bereich der LWS auf, in der BWS in 15–32% und in der HWS in 5–12% (D'Agostino et al. 2010; McHenry et al. 2002; Hopkinson et al. 2001). Der Ausgangsort ist in 51% der Spondylodiszitisfälle eine primär extraspinale Infektion wie z. B. im Bereich der harnableitenden Organe, der Haut, Herzklappen und Gefäßzugänge (McHenry et al. 2002).

Eine CT-gestützte Punktion aus dem infizierten Wirbelkörper sollte bei zunächst konservativer Therapie angestrebt werden. Die Ergebnisse eines Erregernachweis durch Biopsie werden in der Literatur allerdings sehr variabel zwischen 32–90% angegeben (Chew u. Kline 2001; Flamme et al. 2000; Heyer et al. 2012). Ein Erregernachweis gelingt in etwa 3/4 der Fälle. Man unterteilt in spezifische Infektionen, d. h. durch Mycobacterium tuberculosis hervorgerufen, und in unspezifische pyogene Infektionen, die heutzutage die Mehrzahl der Spondylodiszitiden ausmachen.

— Je nach Literaturangabe werden zwischen 55 und 75% der Erkrankung mit positivem Keimnachweis durch Staphylococcus aureus verursacht (Flamme et al. 2000; Hadjipavlou et al. 2000; Wirtz et al. 2000).
— An zweiter Stelle stehen mit 20–30 % gram-negative Bakterien (Escherichia coli, Pseudomonas aeroginosa, Proteus sp., Enterobacter sp, gram-negative Anaerobier).
— Streptococcus species (Streptococcus pneumoniae, Streptococcus viridans, β-hämolysierende Streptokokken, Enterococcus faecalis) werden mit 10–20% je nach Studie angegeben (Morelli et al., 2001; Weber et al., 2000; Flamme et al., 2000; Hadjipavlou et al., 2000; Chew u. Kline 2001).

Die Spondylodiszitis ohne neurologische Komplikationen wird konservativ behandelt. Eine Säule der konservativen Therapie ist die Ruhigstellung der Wirbelsäule durch absolute Bettruhe für 6–8 Wochen (Sobottke et al. 2008). In der Mobilisationsphase wird das Tragen eines Korsetts für weitere mindestens 6 Wochen empfohlen. Wichtig für die zweite Säule – die antibiotische Therapie – ist, dass dabei hohe Wirkkonzentrationen in Knochen- und Bandscheibengewebe erreicht werden.

— Behandelt man ohne Erregernachweis, so ist es aufgrund der typischen Erregerhäufung sinnvoll, ein Staphylococcus-aureus-wirksames Antibiotikum wie Flucloxacillin (3-mal 2 g i.v.) in Kombination mit einem Breitspektrum-Antibiotikum wie Clindamycin (3-mal 600 mg i.v.) oder einem Cephalosporin der dritten Generation (z. B Ceftazidim 3-mal 2 g i.v.) zu wählen (Flamme et al. 2000; Wirtz et al. 1999).
— Diese Antibiose sollte über einen Zeitraum von 4–6 Wochen intravenös erfolgen (Sobottke et al. 2008).
— Anschließend sollte die Antibiose oral mit einem Antibiotikum mit hoher oraler Verfügbarkeit und Knochengängigkeit wie z. B. Clindamycin über mindestens weitere 6–8 Wochen durchgeführt werden.
— Wesentliche Kriterien für die Beendigung der Antibiose sind eine klinische Besserung, die Abwesenheit von Fieber, die Normalisierung des CRP und kein Progress in der Bildgebung (Gouliouris et al. 2010).

Insgesamt ist die Spondylodiszitis eine Erkrankung, die mit einem langen Krankenhausaufenthalt, anhaltenden neurologischen Defiziten im Bereich von 30–90% und einer Mortalität im Krankenhaus von 2–17% vergesellschaftet ist (Gouliouris et al. 2010; Sobottke et al. 2008; Woertgen et al. 2006). Unter der konservativen Therapie mit Antiobiose und initialer Immobilisation war der Verlauf in dem beschriebenen Fall sehr gut.

Chirurgische Eingriffe sind nicht Mittel der ersten Wahl, sondern kommen zum Einsatz bei Ausbreitung der Infektion in den Epidural- oder Subduralraum mit neurologischen Komplikationen, bei erheblicher knöcherner Destruktion bzw. Instabilität und dadurch bedingten spinalen Komplikationen oder bei Versagen der konservativen Therapie. Ziel der Operation ist die Dekompression des Rückenmarks, Ausräumung und Drainage des Abszessmaterials und des infizierten Knochengewebes sowie Stabilisierung der Wirbelsäule durch Osteosynthesen. Als minimal invasive Maßnahme kann bei Nachweis eines Abszesses unter Umständen eine CT-gesteuerte Abszessdrainage durchgeführt werden.

> **Merksätze**
> - Rückenschmerzen in Kombination mit Entzündungszeichen sollten an eine Spondylodiszitis denken lassen.
> - Risikofaktoren für eine Spondylodiszitis sind Diabetes mellitus, Alkohol- und Drogenabusus, Tumorerkrankungen, Immunsuppression, Kollagenosen, Leberzirrhose und Niereninsuffizienz, HIV, Malignome und immunsuppressive Therapie.
> - Goldstandard für die Diagnosesicherung ist die MRT.
> - Der Keimnachweis ist durch Blutkulturen und eine CT-gestützte Punktion zu erbringen.
> - Eine transiente Immobilisation und eine antibiotische Behandlung über mindestens 12 Wochen sind die Grundpfeiler der konservativen Therapie.
> - Eine operative Behandlung ist bei neurologischen Ausfallssymptomen, Osteolysen, knöchernen Deformitäten oder persistierenden Schmerzen indiziert.

Literatur

Chew FS, Kline MJ (2001) Diagnostic yield of CT-guided percutaneous aspiration procedures in suspected spontaneous infectious discitis. Radiology 218: 211–214

D'Agostino C, Scorzolini L, Massetti AP et al. (2010) A seven-year prospective study on spondylodiscitis: epidemiological and microbiological features. Infection 38: 102–107

Flamme CH, Frischalowski T, Gossé F (2000) Möglichkeiten und Grenzen der konservativen Therapie bei Spondylitis und Spondylodiszitis. Z Rheumatol 59: 233–239

Gouliouris T, Aliyu SH, Brown NM (2010) Spondylodiscitis: update on diagnosis and management. J Antimicrob Chemother. 65 Suppl 3: iii11–24

Govender S (2005) Spinal infection. J Bone Joint Surg Br 87–B: 1454–1458

Hadjipavlou AG, Mader JT, Necessary JT, Muffoletto AJ (2000) Hematogenous pyogenic spinal infections and their surgical management. Spine 25: 1668–1679

Heyer CM, Brus LJ, Peters SA et al. (2012) Efficacy of CT-guided biopsies of the spine in patients with spondylitis – an analysis of 164 procedures. Eur J Radiol. 81: 244–249

Hopkinson N, Stevenson J, Benjamin S et al. (2001) A case ascertainment study of septic discitis: clinical, microbiological and radiological features. QJM 94: 465–470

Ledermann HP, Schweitzer ME, Morrison WB et al. (2003) MR imaging findings in spinal infections: rules or myths? Radiology 228: 506–514

McHenry MC, Easley KA, Locker GA et al (2002) Vertebral osteomyelitis: ling-term outcome for 253 patients from 7 Cleveland-area hospitals. Clin Infect Dis 34: 1342–1350

Morelli S, Carmenini E, Caporossi AP et al. (2001) Spondylodiscitis and infective endocarditis. Spine 26: 499–500

Sobottke R, Seifert H, Fätkenheuer G et al. (2008) Current diagnosis and treatment of spondylodiscitis. Dtsch Arztebl Int 105: 181–187

Weber M, Gubler J, Fahrer H, Crippa M, Kissling R, Boos N, Gerber H (1999) Spondylodiscitis caused by viridans streptococci: Three cases and review of the literature. Clin Rheumatol 18: 417–421

Wirtz DC, Genius I, Wildberger JE, Adam G, Zilkens K-W, Niethard FU (2000) Diagnostic and therapeutic management of lumbar and thoracic spondylodiscitis – an evaluation of 59 cases. Arch Orthop Traum Surg 120: 245–251

Woertgen C, Rothoerl RD, Englert C et al. (2006) Pyogenic spinal infections and outcome according to the 36-item short form health survey. J Neurosurg 4: 441–446

Wood GW, Edmonson AS (1989) Osteomyelitis of the spine. Spine 3: 461–493

Subarachnoidale Blutung nach einer mechanischen Rekanalisation

F. Block

F. Block (Hrsg), *Komplikationen in der Neurologie*,
DOI 10.1007/978-3-662-47880-6_20, © Springer-Verlag Berlin Heidelberg 2016

20.1   Falldarstellung

■ **Anamnese**

Die 78-jährige Frau W. erkrankte morgens nach dem Aufstehen akut mit einer Hemiparese links, weshalb der Notarzt gerufen wurde. Dieser fand eine Patientin vor mit einer Mundastschwäche links, Dysarthrie und einer leichtgradigen Hemiparese links. Der Blutzucker war mit 9,0 mmol/l und der Blutdruck mit 180/90 mmHG erhöht. An Vorerkrankungen bestanden eine Rheumatoidarthritis, eine arterielle Hypertonie, ein Diabetes mellitus Typ II und eine Osteoporose. Als Hausmedikation nahm Frau W. Losartan 50 mg, Hydrochlorothiazid 12,5 mg, Pantoprazol 20 mg, Bisoprolol 1,25 mg, Novaminsulfon 4-mal 500 mg, Insulin glargin 16 IE morgens, Insulin lispro 10-12-8 IE und 1-mal pro Woche Alendronsäure ein.

■ **Befunde**

Die Patientin war innerhalb von 3 h nach Beginn der Symptomatik im Krankenhaus. Hier sahen wir eine leicht adipöse Patientin im guten Allgemeinzustand und mit erhöhten Blutdruckwerten von 180/95 mmHG. Im EKG zeigte sich ein intermittierendes Vorhofflimmern, welches bisher nicht bekannt war. Neurologisch fanden sich eine faziale Mundastschwäche links, eine schwere Dysarthrie und eine hochgradige Hemiparese links. In der nativen CT-Untersuchung zeigte sich ein hyperdenses Mediazeichen in der Inselzisterne rechts ohne weitere Infarktfrühzeichen (◘ Abb. 20.1). In der Perfusions-CT war eine deutliche Minderperfusion im rechten Mediastromgebiet zu sehen (◘ Abb. 20.2), welches bei fehlenden Frühzeichen in der nativen CT und fast unauffälligem Befund in dem Blutvolumenparameter als großes Mismatch gewertet wurde. Die CT-Angiografie wies einen proximalen M1-Verschluss rechts nach. Aufgrund von Klinik, Zeitfenster und Befunden der Bildgebung bestand die Indikation zur systemischen Lysetherapie, welche bei einem Körpergewicht von 95 kg mit einem Bolus von 8,5 mg rtPA begonnen wurde. Da sowohl die Klinik als auch der Gefäßbefund dafür sprachen, dass die systemische Lyse geringe Erfolgsaussichten haben könnte und sich unter der Lyse keine Besserung einstellte, haben wir uns für eine mechanische Rekanalisation entschieden und die Patientin in die Angiografie gebracht. Aus diesem Grund wurde von den restlichen 76,5 mg rtPA, die per Perfusor über den Zeitraum einer Stunde infundiert werden sollten, 20 mg zurückgehalten.

■ **Verlauf**

Zur Durchführung der mechanischen Rekanalisation wurden die Kollegen aus der Anästhesie hinzugerufen, um die Patientin währenddessen zu überwachen, leicht zu sedieren und ggf. eine Intubationsnarkose durchzuführen. In der Angiografie zeigten sich deutlich elongierte Gefäße mit multiplen arteriosklerotischen Veränderungen. Intrakraniell war ein Verschluss der rechten A. cerebri media in deren

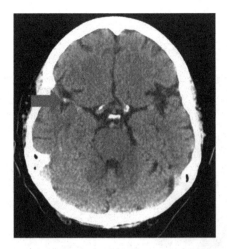

Abb. 20.1 Hyperdenses Mediazeichen in der Inselzisterne rechts *(Pfeil)*

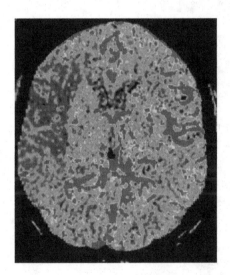

Abb. 20.2 Minderperfusion im Mediastromgebiet rechts

mittlerem Drittel zu sehen (■ Abb. 20.3), und es bestand eine mäßige Kollateralisierung über leptomenigeale Kollateralen aus der A. cerebri anterior.

Sowohl das Einlegen der Schleuse in die Leiste als auch das Vorschieben und Positionieren der Mikrokatheter erwies sich bedingt durch die Gefäßverhältnisse als sehr schwierig. Im Bereich der A. carotis interna rechts entstand ein kleines Dissekat, allerdings ohne weitere Relevanz. Unter Gabe von 7 mg rtPA und vorsichtiger mechanischer Irritation des Thrombus mit dem Mikrodraht gelang eine komplette Rekanalisation der M1- sowie eine Teilrekanalisation der M2-Äste (■ Abb. 20.4). Die A. gyri angularis blieb jedoch verschlossen. Beim superselektiven Rekanalisierungsversuch kam es zu einer

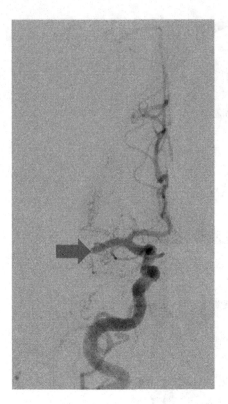

◘ **Abb. 20.3**   Verschluss der rechten A. cerebri media im mittleren Drittel *(Pfeil)*

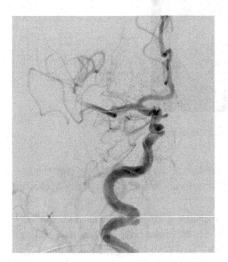

◘ **Abb. 20.4**   Rekanalisation der M1 rechts

Perforation der A. gyri angularis mit angiografisch nachweisbarer subarachnoidaler Blutung (SAB) (◘ Abb. 20.5), weshalb die Behandlung abgebrochen wurde.

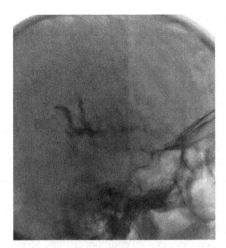

◘ **Abb. 20.5** Nachweis der Perforation mit subarachnoidaler Blutung *(Pfeil)*

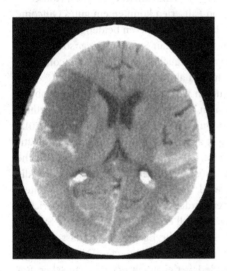

◘ **Abb. 20.6** Infarkt in der vorderen Hälfte des Mediastromgebietes rechts mit Zeichen der SAB beidseits

Frau W. wurde auf die Stroke Unit verlegt. Bei Übernahme war sie wach und konnte einfache Aufforderungen befolgen. Es bestand weiterhin eine hochgradige Hemiparese links mit Dysarthrie und Dysphagie. An den nächsten Tagen war sie schläfrig und wenig kooperativ, was gut zu dem demarkierten Mediainfarkt rechts mit beidseitiger SAB passte (◘ Abb. 20.6). Laut Patientenverfügung war eine Ausweitung auf eine intensivmedizinische Behandlung nicht gewünscht, weshalb eine Tracheobronchitis nur mit Antibiose behandelt wurde. Nach weiteren 6 Tagen hatte sich der Zustand von Frau W. soweit stabilisiert, dass sie mit einer hochgradigen Hemiparese links, Dysarthrie und Dysphagie in eine Rehabilitationsklinik verlegt werden konnte.

20.2   Fallanalyse

Eine frühe komplette Rekanalisation ist der wichtigste Prädiktor für ein gutes Outcome nach einem ischämischen Insult. Die systemische Thrombolyse ist seit vielen Jahren eine wirksame und die einzige zugelassene Akuttherapie des ischämischen Schlaganfalls, allerdings sind die Rekanalisationsraten mit um die 50% nicht sehr hoch. Bei Verschlüssen im Bereich des Endabschnittes der A. carotis interna bzw. in der proximalen A. cerebri media führt die Lyse noch seltener zu einer Rekanalisation. Ein wesentlicher Grund dafür ist die Thrombuslänge, bei einer Länge von mehr als 8 mm führt die Lyse so gut wie gar nicht zur Rekanalisation (Riedel et al. 2011). Durch die lokale, intraarterielle Lyse lässt sich mit über 65% eine höhere Rate an Rekanalisation erreichen (Furlan et al. 1999; Mattle et al. 2008). Die mechanische Rekanalisation mit unterschiedlichen Devices wie Penumbra-System, Merci-Retriever oder Solitair-Stent-Retriever kann Rekanalisationsraten im Bereich von 59–93% erreichen (Almekhlafi et al. 2013; Koh et al. 2012). Zwei Metaanalysen von Fallserien konnten ein gutes Outcome im Bereich von 31,5–47,3% belegen. Aus diesen beiden Metaanalysen lässt sich zudem ablesen, dass der Solitair Stent Retriever sowohl hinsichtlich der Rekanalisationsrate als auch des klinischen Outcomes am besten abschneidet (Almekhlafi et al. 2013; Koh et al. 2012).

In 3 randomisierten Studien wurde die Frage untersucht, ob die mechanische Rekanalisation im Vergleich zur systemischen Lysetherapie ein besseres klinisches Outcome bewirkt (Borderick et al. 2013; Ciccone et al. 2013; Kidwell et al. 2013). Die Antwort aus allen 3 Studien war überraschenderweise, dass dem nicht so ist. Als wesentliche Gründe für den fehlenden klinischen Benefit lassen sich die Zeit, die für die Prozedur benötigt wird, die Komplikationen und die unterschiedlichen Devices, die verwendet wurden, anführen (Borderick et al. 2013; Ciccone et al. 2013; Kidwell et al. 2013). Vier neuere Studien mit positivem Outcome bestätigen die Einschätzung, dass u. a. die verschiedenen bzw. älteren und weniger geeigneten Devices wesentliche Gründe für die fehlende Überlegenheit der mechanischen Rekanalisation in den 3 Studien von 2013 waren (Berkhemer et al. 2015; Campell et al. 2015; Goyal et al. 2015; Saver et al. 2015). Aus den unterschiedlichen Studien lassen sich Prozedurzeiten, Zeit von der Punktion in der Leiste bis zur Rekanalisation, im Bereich von 41–130 min ermitteln (Almekhlafi et al. 2013; Koh et al. 2012).

Im vorgestellten Fall war die Prozedurzeit mit 80 min recht lang. Diese war wesentlich durch die schwierigen Gefäßverhältnisse (elongierte Gefäße, multiple arteriosklerotische Veränderungen) bedingt. Da der Zeitfaktor beim ischämischen Insult sehr wichtig und die systemische Lysetherapie einfach durchführbar und zugelassen ist, ist die Kombination beider Therapieverfahren, das sog. Bridging, für die Fälle, die keine Kontraindikation gegen die Lysetherapie aufweisen, eine logische Konsequenz. Die Durchführbarkeit, Sicherheit und Wirksamkeit im Hinblick auf die Rekanalisation wurde in mehreren

Studien belegt (Mazighi et al. 2009). Bei Frau W. haben wir beide Therapieverfahren angewendet und ihr somit die etablierte und einfach durchzuführende Lysetherapie nicht vorenthalten. Einschränkend bleibt anzumerken, dass dazu, wie auch im vorliegenden Fall, nicht die komplette rtPA-Dosis infundiert wird, um dem Interventionalisten einen Rest zu belassen. Dieser wurde bei Frau W. in einer Dosis von 7 mg auch eingesetzt.

Komplikationen entstehen durch Gefäßperforation, Dissektion, Embolien und Dysfunktion der Devices. Als Konsequenz daraus treten intrazerebrale Blutungen und Subarachnoidalblutungen mit einer Häufigkeit von 6–11% auf (Almekhlafi et al. 2013; Koh et al, 2012). Beim superselektiven Rekanalisierungsversuch mit dem Mikrodraht kam es zu einer Perforation der A. gyri angularis mit nachfolgender Subarachnoidalblutung, weshalb die Prozedur abgebrochen wurde.

Ein weiterer Aspekt ist die Entscheidung, wie die Patienten während der Prozedur geführt werden. Oft wünschen die Interventionalisten eine Intubationsnarkose, damit die Patienten während der Prozedur nicht unruhig sind und unkontrollierte Bewegungen das Risiko für Gefäßverletzungen im Bereich der intrakraniellen Gefäße erhöhen. Zudem sind Manipulationen an den intrakraniellen Gefäßen schmerzhaft. Ein retrospektiver Vergleich zwischen Intubationsnarkose und Sedierung während der mechanischen Rekanalisation ergab, dass Patienten mit Sedierung ein besseres klinisches Outcome hatten (Jumaa et al. 2010). Wesentliche Gründe hierfür sind, dass die Intubationsnarkose zusätzlich Zeit benötigt und dass unter der Narkose das Risiko für Blutdruckabfälle erhöht ist, welche dann die Kollateralversorgung verschlechtert. Im aktuellen Fall haben wir uns auch aufgrund eigener guter Erfahrung für die Sedierung ohne Narkose entschieden. Dadurch war die Prozedur nicht beeinträchtigt und es kam zu keinem Blutdruckabfall.

20.3 Empfehlungen

Patienten mit einem akuten ischämischen Insult sollten innerhalb eines Zeitfensters von 4,5 h und Fehlen von Kontraindikationen unbedingt systemisch lysiert werden. Bei Karotis-T-Verschlüssen oder großen Thromben in der A. cerebri media oder Kontraindikationen gegen die systemische Lysetherapie sollte die mechanische Rekanalisation in Betracht gezogen werden. Dies sollte nur in Zentren mit der notwendigen Ausstattung und der dazugehörigen Erfahrung erfolgen. Am besten sollte der Eingriff unter Sedierung des Patienten durchgeführt werden, wobei die Anästhesie im Stand-by anwesend sein sollte, um die Sedierung zu fahren und zu überwachen und ggf. eine Narkose einzuleiten. Nach aktueller Datenlage sollten am besten Stentretriever eingesetzt werden, da sie zu der höchsten Rekanalisationsrate führen und dabei eine eher geringe Komplikationsrate aufweisen.

20

Merksätze

- Die mechanische Rekanalisation von intrakraniellen Gefäßverschlüssen führt zu einer höheren Rekanalisationsrate als die systemische Lysetherapie.
- In allen Fällen, die keine Kontraindikationen gegen die Lysetherapie aufweisen, sollte ein Bridging erfolgen.
- Nach aktueller Datenlage bewirkt die mechanische Rekanalisation eine Verbesserung des klinischen Outcomes.
- Die mechanische Rekanalisation sollte aufgrund der aktuellen Datenlage möglichst mit dem Stent-Retriever durchgeführt werden.
- Die mechanische Rekanalisation kann über Dissektion, Embolien oder Gefäßverletzungen zu Komplikationen führen.
- Die mechanische Rekanalisation sollte, wenn möglich, unter Sedierung des Patienten erfolgen. Eine Narkose sollte nur dann durchgeführt werden, wenn der Patient mit Sedierung nicht zu führen ist.

Literatur

Almekhlafi MA, Menon BK, Freiheit EA et al. (2013) A meta-analysis of observational intra-arterial stroke therapy studies using the Merci device, Penumbra system, and retrievable stents. ANJR : 1–6

Berhemer OA, Fransen PS, Beumer D et al. (2015) A ranomized trial of intraarterial treatment for acute ischemic stroke. N Engl J Med 372: 11–120

Borderick JP, Palesh YY, Demchuk AM et al. (2013) Endovascular therapy after intravenous t-PA versus t-PA alone for stroke. N Engl J Med 368: 893–903

Campell BC, Mitchell PJ, Kleinig TJ et al. (2015) Endovascular therapy for ischemic stroke with perfusion-imaging selection. N Engl J Med 372: 1009–1018

Ciccone A, Valvassori L, Nichelatti M et al. (2013) Endovascular treatment for acute ischemic stroke. N Engl J Med 368: 904–913

Furlan A, Higashida R, Wechsler L et al. (1999) Intra-arterial prourokinase for acute ischemic stroke. The PROACT II study: a randomized controlled trial. Prolyse in Acute Cerebral Thromboembolism. JAMA 282: 2003–2011

Goyal M, Demchuk AM, Menon BK et al. (2015) Randomized assessment of rapid endovascular treatment of ischemic stroke. N Engl J Med 372: 1019–1030

Jumaa MA, Zhang F, Ruiz-Ares G et al. (2010) Comparison of safety and clinical and radiographic outcomes in endovascular acute stroke therapy for proximal middle cerebral artery occlusion with intubation and general anesthesia versus the nonintubated state. Stroke 41: 1180–1184

Kidwell CS, Jahan R, Gornbein J et al. (2013) A trial of imaging selection and endovascular treatment for ischemic stroke. N Engl J Med 368: 914–923

Koh JS, Lee SJ, Ryu C-W et al. (2012) Safety and efficacy of mechanical thrombectomy with solitaire stent retrieval for acute ischemic stroke: a systematic review. Neurointervention 7: 1–9

Mattle HP, Arnold M, Georgiadis D et al. (2008) Comparison of intraarterial and intravenous thrombolysis for ischemic stroke with hyperdense middle cerebral artery sign. Stroke 39: 379–383

Mazighi M, Serfaty JM, Labreuche J et al. (2009) Comparison of intravenous alteplase with a combined intravenous-endovascular approach in patients with stroke and confirmed arterial occlusion (recanalise study): A prospective cohort study. Lancet Neurol 8: 802–809

Riedel CH, Zimmermann P, Jensen-Kondering U et al. (2011) The importance of size: successful recanalization by intravenous thrombolysis in acute anterior stroke depends on thrombus length. Stroke 42: 1775–1777

Saver JL, Goyal M, Bonafe A et al. (2015) Stent-retriever thrombectomy after intravenous t-PA vs. t-PA alone in stroke. N Engl J Med 372: 2285–2295

Hyperperfusionssyndrom nach Stenting einer symptomatischen Karotisstenose

F. Block

F. Block (Hrsg), *Komplikationen in der Neurologie*,
DOI 10.1007/978-3-662-47880-6_21, © Springer-Verlag Berlin Heidelberg 2016

21.1   Falldarstellung

■ **Anamnese**

Der 65-jährige Herr Z. wurde am Aufnahmetag in der Häuslichkeit primär mit einer Verhaltensstörung auffällig. Im Verlauf bemerkte die Ehefrau eine faziale Parese und Armschwäche links, weshalb sie den Notarzt rief. An Gefäßrisikofaktoren bestanden eine arterielle Hypertonie und ein Nikotinabusus, der trotz einer 8 Jahre zurückliegenden Operation der linken Carotis interna (ACI) fortgesetzt wurde. Es war seinerzeit eine hochgradige, asymptomatische Karotisstenose, die die Indikation für die Karotisdesobliteration ergeben hatte. Die Hausmedikation bestand in ASS 300 mg, Bisoprolol 5 mg und Ramipril 10 mg.

■ **Befunde**

Bei Aufnahme im Krankenhaus sahen wir einen normosomen Patienten im reduzierten Allgemeinzustand und erhöhten Blutdruckwerten mit 190/88 mmHg. Neurologisch fanden sich eine faziale Mundastschwäche links, eine schwere Dysarthrie und Dysphagie und eine Arm- und distal betonte mittelgradige Hemiparese links. In der CT-Untersuchung zeigte sich ein frischer Mediateilinfarkt rechts, der größer war als ein Drittel des Mediaterritoriums, sodass bei zudem unklarem Zeitfenster keine Indikation zur Lysetherapie gesehen wurde. Die CT-Angiografie wies eine hochgradige, langstreckige ACI-Stenose rechts mit einer Pseudookklusion des poststenotischen Abschnitts auf und links eine hochgradige, abgangsnahe Stenose der ACI. Herr Z. wurde auf die Stroke Unit aufgenommen. In der dort durchgeführten Duplexsonografie wurde ein Stumpfsignal der ACI rechts gesehen, welches als Hinweis auf einen distalen Verschluss gewertet wurde. Die linke ACI wies die Kriterien einer hochgradigen Abgangsstenose auf.

■ **Verlauf**

Herr Z. erlitt mehrfach fokale Anfälle der linken Körperseite ohne Generalisierungstendenz, weshalb eine antiepileptische Behandlung mit Levetiracetam erfolgte. Aufgrund der schweren Schluckstörung wurde eine Magensonde für die Ernährung gelegt und trotz Beachtung der Regeln bei Dysphagie kam es zu einer eitrigen Tracheobronchitis, die eine antibiotische Therapie mit Ampicillin/Sulbactam notwendig machte. Der Infekt wurde damit erfolgreich behandelt und der Allgemeinzustand verbesserte sich, sodass unter logopädischer Schlucktherapie eine Besserung der Dysphagie festzustellen war. Folgerichtig konnte ein oraler Kostaufbau mit Schluckstufe 1 begonnen werden. In einer CT-Kontrolle 7 Tage nach Aufnahme war ein ausgedehnterer Mediateilinfarkt rechts zu sehen ohne Einblutung und ohne Mittellinienverlagerung (◘ Abb. 21.1). Gemeinsam mit den Neuroradiologen und Gefäßchirurgen wurde aufgrund der Klinik und der CT-Befunde entschieden, dass Herr Z. mit dem Wissen um die kritische intrakranielle Blutversorgung zunächst rehabilitiert werden und

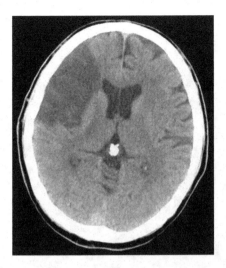

◘ **Abb. 21.1**   Mediateilinfarkt rechts

im Anschluss die Revaskularisation mittels stentgeschützter Angioplastie erfolgen soll. Für eine akute Intervention wurde ein zu hohes
Risiko für eine Einblutung gesehen. Deshalb bestand der Plan darin,
Herrn Z. 4 Wochen später für eine Angiografie und ggf. Intervention
wieder aufzunehmen. Die doppelte Thrombozytenfunktionshemmung mit ASS und Clopidogrel sollte 3 Tage vor Wiederaufnahme
begonnen werden. Zum Zeitpunkt der Verlegung in die Rehabilitation war Herr Z. wach, kooperativ, hatte eine Dysphagie, schwere
Dysarthrie und hochgradige Hemiparese links. Er war bis zum Sitzen
im Therapiestuhl teilmobilisiert.

Zum vereinbarten Termin wurde Herr Z. erneut aufgenommen. In
der Rehabilitation hatte er sich soweit erholt, dass er mit einem Geh-
stock gehen und sicher essen konnte. Komplikationen oder neue zerebrale Ereignisse traten während der Rehabilitation nicht auf. Herr Z.
hatte den Nikotinkonsum beendet und war sehr motiviert, dieses so
fortzusetzen. Nach entsprechender Aufklärung durch die Neuroradiologen erfolgte am nächsten Tag die Gefäßdarstellung mittels digi-
taler Substraktionsangiografie. Dabei zeigte sich, dass die linke ACI
proximal verschlossen und die rechte ACI hochgradig eingeengt war
(◘ Abb. 21.2a). Es wurde intraprozedural entschieden, diese Engstelle
mit perkutaner transluminaler Angioplastie (PTA) und Stenting zu
beseitigen. Zusätzlich zu der seit 4 Tagen bestehenden dualen Thrombozytenaggregationshemmung erhielt Herr Z., wie bei solchen Eingriffen üblich, 4000 Einheiten Heparin fraktioniert als Bolus.

Die PTA und die Stentimplantation verliefen technisch optimal
(◘ Abb. 21.2b). Zum Zeitpunkt der Stentimplantation betrug der systolische Blutdruck 160 mmHg und wurde durch 2 Hübe Nitrolingual auf
120 mmHg gesenkt. Während der Nachdilatation und der Abschluss-
kontrolle sank der Blutdruck auf 115 mmHg. In den Abschlussserien
stellten sich im abhängigen Territorium im Bereich der Perforatoren

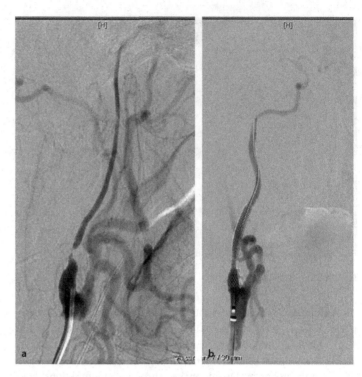

◘ Abb. 21.2   a Hochgradige Stenose der A. carotis interna rechts, **b** Ergebnis nach Stenteinlage

Kontrastmittelübertritte ins Gewebe dar, die als Einblutung gewertet wurden (◘ Abb. 21.3). Die anschließende CT demonstrierte eine ausgedehnte intrakranielle Einblutung in die lateralen Stammganglien rechts. Herr Z. wurde auf die neurologische Intensivstation verlegt und bei weiterhin stabilen Kreislaufparametern war eine drastische Verschlechterung des klinischen Zustandes zu beobachten. Bei klinischen Zeichen der transtentoriellen Herniation mit weiten, lichtstarren Pupillen und Innenrotationssynergismen konnte in der CT eine Massenblutung nachgewiesen werden (◘ Abb. 21.4). Von Seiten der Neurochirurgen wurde eine operative Intervention bei dem Befund und der dualen Thrombozytenagreggationshemmung abgelehnt. Herr Z. verstarb innerhalb der nächsten Stunde.

21.2   Fallanalyse

Bei symptomatischen Karotisstenosen größer 60% besteht neben der Optimierung der vaskulären Risikofaktoren die Indikation für eine Revaskularisation (Eckstein et al. 2013). Bei Patienten unter 70 Jahren sind die Operation und die stentgeschützte Angioplastie als gleichwertig anzusehen, wenn das Zentrum erfahren ist und die Komplikationsrate unter 6% liegt (Eckstein et al. 2013; Saw 2014). Grundsätzlich

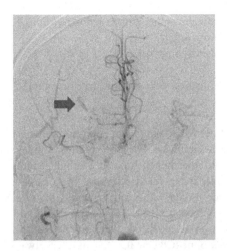

Abb. 21.3 Kontrastmittelübertritt ins Gewebe *(Pfeil)*

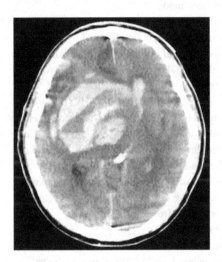

Abb. 21.4 Massenblutung rechts

ist der Nutzen einer solchen Intervention am größten, wenn er innerhalb von 14 Tagen nach dem Insult erfolgt (Rothwell et al. 2004). Aufgrund des erlittenen Mediainfarktes, der größer als ein Drittel des Mediaterritoriums war, wurde von einer frühen Intervention vor dem Hintergrund des erhöhten Einblutungsrisikos Abstand genommen und der Eingriff um 4 Wochen verschoben. Die Entscheidung für die stentgeschützte Angioplastie wurde interdisziplinär mit Neuroradiologen und Gefäßchirurgen mit dem Sachargument der kontralateralen Stenose gefällt (Mehta et al. 2009), zudem war es nach der Aufklärung des Patienten auch dessen expliziter Wunsch.

Das Hyperperfusionssyndrom ist eine seltene, aber aufgrund ihrer zum Teil dramatischen Konsequenzen sehr gefürchtete Komplikation von revaskularisierenden Maßnahmen bei Karotisstenosen. Klinisch ist das Hyperperfusionssyndrom durch

- einseitige Kopf- und Gesichtsschmerzen,
- epileptische Anfälle und
- fokale Symptome wie Hemiparese oder Aphasie gekennzeichnet (Lieb et al. 2012).

In den meisten Fällen liegt der Klinik ein Ödem zugrunde, seltener kommt es zu intrazerebralen Blutungen. Die hyperperfusionsinduzierten Blutungen gehen mit einer hohen Rate an Morbidität und Mortalität einher. Die Inzidenzraten für das Hyperperfusionssyndrom nach Karotisoperation liegen ohne intrazerebrale Blutung (ICB) bei 0,6–3,1% und mit ICB bei 0,3–1,2% (Henderson et al. 2001; Solomon et al. 1986; Piepgras et al. 2003). Die Raten nach Karotisstenting scheinen mit 1,1–6,8% ohne ICB bzw. 0,7–4,5% mit ICB etwas höher zu sein (Meyers et al. 2000; Morrish et al. 2000; Abou-Chebl et al. 2004). Aus der Literatur lassen sich 2 verschiedene Typen des Hyperperfusionssyndroms unterscheiden.

- Das typische Hyperperfusionssyndrom entwickelt sich 5–7 Tage nach dem Eingriff und weist nur selten eine ICB auf.
- Die zweite Form tritt hyperakut auf und ist fast immer von einer ICB begleitet (Coutts et al. 2003). Diese ICB entsteht überwiegend in den Basalganglien.

Die momentane Hypothese für das Hyperperfusionssyndrom ist eine Störung der zerebralen Autoregulation, die sich als Folge des lang anhaltenden verminderten zerebralen Perfusionsdruckes entwickelt (Kaku et al. 2004). Dieser bewirkt eine maximale Dilatation der zerebralen Arteriolen und den Verlust der Fähigkeit für eine Vasokonstriktion im Fall der Normalisierung des Perfusionsdruckes. Risikofaktoren für das Hyperperfusionssyndrom sind:

- eine hochgradige Karotisstenose,
- ein kontralateraler Karotisverschluss und
- peri- und postinterventionelle arterielle Hypertonie (Lieb et al. 2012).

Beim Stenting kommen als Risikofaktoren für die ICB noch die doppelte Thrombozytenfunktionshemmung und die periprozedurale Heparinisierung hinzu.

Der Patient wies mit der kontralateralen Stenose einen Risikofaktor für ein Hyperperfusionssyndrom auf. Zum Zeitpunkt der Stentimplantation war der systolische Blutdruck mit 160 mmHg erhöht, sodass eine akute Intervention notwendig war. Diese erfolgte mit 2 Hüben Nitrolingual und bewirkte eine adäquate Blutdrucksenkung. Allerdings ist die Wahl der Medikation im Hinblick auf ein mögliches Hirnödem oder einen Stealeffekt ungünstig, zudem birgt das Nitrolingual das Risiko einer überschießenden Blutdrucksenkung. Letztere trat allerdings nicht auf.

21.3   Empfehlungen

Eine symptomatische Karotisstenose größer 60% stellt eine Indikation zur Revaskularisation dar. Die Wahl der Methode sollte von Seiten der Medizin in einer interdisziplinären Besprechung zwischen Neurologen, Neuroradiologen und Gefäßchirurgen erfolgen. Nach entsprechender Aufklärung ist für die Entscheidung natürlich auch der Wunsch des Patienten einzubeziehen. Wenn das qualifizierende Ereignis eine transitorische ischämische Attacke (TIA) oder ein Minor Stroke ist, sollte die Revaskularisation zeitnah innerhalb von 3–4 Tagen erfolgen, um so das Rezidivrisiko, welches in den ersten 2 Wochen nach dem Insult am höchsten ist, optimal zu minimieren. Bei größeren Infarkten (>1/3 Mediaterritorium) sollte wegen des dadurch erhöhten Einblutungsrisikos mit der Revaskularisation 3–4 Wochen gewartet werden. Aus den genannten Risikofaktoren lässt sich ablesen, dass periinterventionell eine engmaschige Blutdruckkontrolle und bei erhöhten Werten eine medikamentöse Senkung zwingend erforderlich sind. Dies ist am besten über eine invasive Blutdruckmessung und eine Überwachung des Patienten nach dem Eingriff auf einer Stroke Unit oder Intermediate-Care-Station zu gewährleisten. Die Blutdrucksenkung ist am besten mit Urapidil intravenös über Perfusor (10–50 mg, anschließend 4–8 mg/h) zu erzielen, da es keine drastischen Blutdrucksenkungen bewirkt und das Risiko für ein Hirnödem nicht erhöht.

> **Merksätze**
> - Symptomatische Karotisstenosen (> 60%) stellen eine Indikation für eine Revaskularisation dar.
> - Das Hyperperfusionssyndrom ist eine seltene Komplikation der Revaskularisation von Karotisstenosen.
> - Risikofaktoren für Hyperperfusionssyndrom sind arterielle Hypertonie, hochgradige Karotisstenose, kontralaterale Stenose oder Verschluss.
> - Risikoreduktion kann erfolgen durch engmaschige periinterventionelle Blutdrucküberwachung und bei Infarkten größer als 1/3 des Mediaterritoriums durch einen Abstand von 3–4 Wochen zwischen Insult und Intervention.

Literatur

Abou-Chebl A, Yadav JS et al. (2004) Intracranial hemorrhage and hyperperfusion syndrome following carotid artery stenting. J Am Coll Cardiol 43: 1596–1601

Coutts SB, Hill MD, Hu WY (2003) Hyperperfusion syndrome: toward a stricter definition. Neurosurgery 53: 1053–1058

Eckstein HH, Kühnl A, Dörfler A et al. (2013) Klinische Leitlinie: Diagnostik, Therapie und Nachsorge der extrakraniellen Carotisstenose. Dtsch Arztebl 110 (27–28): 468–476

Henderson RD, Phan TG et al. (2001) Mechanisms of intracerebral hemorrhage after carotid endarterectomy. J Neurosurg 95: 964–969

Kaku Y, Yoshimura S-I, Kokuzawa J (2004) Factors predictive of cerebral hyperperfusion after carotid angioplasty and stent placement. Am J Neuroradiol 25: 1403–1408

Lieb M, Shah U, Hines GL (2012) Cerebral hyperperfusion syndrome after carotid intervention: a review. Cardiol Rev 20: 84–89

Mehta RH, Zahn R, Hochadel M et al. (2009) Effectiveness and safety of carotid artery stenting for significant carotid stenosis in patients with contralateral occlusion. Am J Cardiol 104: 725–731

Meyers PM, Higashida RT et al. (2000) Cerebral hyperperfusion syndrome after percutaneous transluminal stenting of the craniocervical arteries. Neurosurgery 47: 335–345

Morrish W, Grahovac S et al (2000) Intracranial hemorrhage after stenting and angioplasty of extracranial carotid stenosis. Am J Neuroradiol 21: 1911–1916

Piepgras DG, Morgan MK et al. (2003) Intracerebral hemorrhage after carotid endarterectomy. J Neurosurg 68: 532–536

Rothwell PM, Eliasziw M, Gutnikov SA et al. (2004) Endarterectomy for symptomatic carotid stenosis in relation to clinical subgroups and timing of surgery. Lancet 363: 915–924

Saw J (2014) Carotid artery stenting for stroke prevention. Can J Cardiol 30: 22–34

Solomon RA, Loftus CM et al. (1986) Incidence and etiology of intracerebral hemorrhage following carotid endarterectomy. J Neurosurg 64: 29–34

Intrazerebrale Blutung nach Applikation eines intrakraniellen Stents

F. Block

F. Block (Hrsg), *Komplikationen in der Neurologie*,
DOI 10.1007/978-3-662-47880-6_22, © Springer-Verlag Berlin Heidelberg 2016

22.1   Falldarstellung

■ **Anamnese**

Der 51-jährige Herr W., der seit 34 Jahren 20–30 Zigaretten pro Tag raucht, hatte ein halbes Jahr vor der aktuellen Aufnahme ein undeutliches Sprechen, einen hängenden Mundwinkel links und ein Taubheitsgefühl der Finger der linken Hand bemerkt. Er stellte sich deshalb einen Tag nach dem Auftreten dieser Symptome in einem anderen Krankenhaus vor. Dort wurden klinisch eine Fazialismundastschwäche links, eine Dysarthrie, eine diskrete und distal betonte Parese des linken Armes und Hypästhesien im Bereich der Fingerspitzen der linken Hand festgestellt. In der Duplexsonografie der hirnversorgenden Gefäße zeigte sich eine hämodynamisch relevante Stenose der A. cerebri media rechts. Die MRT-Untersuchung wies mehrere frische embolische Infarkte im Mediastromgebiet rechts nach. Zudem konnte in der MR-Angiografie die Mediastenose rechts bestätigt werden. Das Labor war bis auf erhöhte Werte für Cholesterol (5,6 mmol/l) unauffällig. Eine kardiale Emboliequelle konnte mittels 72-h-EKG und Echokardiografie ausgeschlossen werden. Herr W. wurde mit einer dualen Thrombozytenaggregationshemmung (ASS 100 mg, Clopidogrel 75 mg) für 3 Monate, Fluvastatin 40 mg, Ramipril 5 mg und der dringenden Maßgabe, das Rauchen einzustellen, entlassen. Bei einer Kontrolluntersuchung nach 3 Monaten war der klinische Befund bis auf eine Feinmotorikstörung der linken Hand und eine Hypästhesie der Finger der linken Hand unauffällig. Die Mediastenose zeigte sich in der CT-Angiografie unverändert. Herr. W. hatte das Rauchen weitergeführt.

Nach weiteren 3 Monaten stellte sich Herr W. notfallmäßig vor, da er eine Zunahme der Feinmotorikstörung der linken Hand und eine Schwäche des linken Beines beim Gehen bemerkt hatte. Bei Aufnahme in dem Krankenhaus konnte eine ausgeprägte Dysarthrie und eine leichtgradige Hemiparese links bei der neurologischen Untersuchung objektiviert werden. In der MRT zeigten sich multiple Infarkte im Mediaterritorium rechts (◘ Abb. 22.1a) und Stenosen der A. cerebri media rechts und der A. cerebri anterior beidseits (◘ Abb. 22.1b). Duplexsonografisch konnten diese Befunde bestätigt werden, zudem fand sich eine Abgangsstenose der A. carotis interna links, die ein halbes Jahr zuvor nicht zu sehen war. Herr W. wurde zur Abklärung der progredienten Gefäßerkrankung und zur Behandlung der Stenosen zu uns verlegt.

■ **Befunde**

Bei Aufnahme bei uns sahen wir einen normosomen Patienten im guten Allgemeinzustand und mit normalen Blutdruckwerten mit 145/82 mmHG. Neurologisch fanden sich eine faziale Mundastschwäche links, eine deutliche Dysarthrie und eine Arm- und distalbetonte leichtgradige Hemiparese links und Hypästhesie des linken Armes. Herr W. hatte bis zum Zeitpunkt der aktuellen Aufnahme

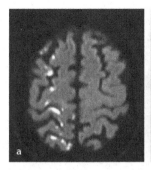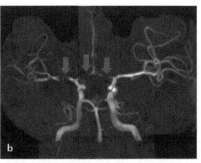

◘ Abb. 22.1 **a** Embolische Mediainfarkte rechts. **b** Stenosen der A. cerebri media rechts, A. cerebri anterior rechts und A. cerebri anterior links *(jeweils Pfeil)* in der MR-Angiografie

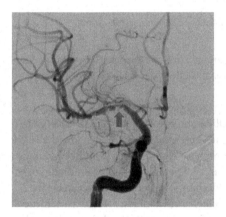

◘ Abb. 22.2 Nachweis der Stenose der A. cerebri media rechts *(Pfeil)* in der DSA

weiter geraucht. Die aktuelle Medikation bestand in ASS 100 mg, Clopidogrel 75 mg, Ramipril 5 mg, Amlodipin 5 mg, Hydrochlorothiazid 12,5 mg und Fluvastatin 40 mg.

In der digitalen Substraktionsangiografie wurden extrakraniell eine ca. 30%ige Abgangsstenose der linken Vertebralarterie und eine abgangsnahe Stenose der A. carotis interna links mit einem Stenosegrad von gut 60% gesehen. Intrakraniell kam im vorderen Stromgebiet links eine filiforme konzentrische Stenose der A. cerebri anterior im A1-Segment zur Darstellung mit einem über eine Länge von 2 mm nicht abgrenzbaren Restlumen. Im vorderen Stromgebiet rechts zeigten sich 3 exzentrische Kontrastmittelaussparungen im M1-Segment der A. cerebri media über eine Gesamtlänge von 1 cm (◘ Abb. 22.2). Es konnte ein Stenosegrad nach NASCET-Kriterien (North American Symptomatic Carotid Endarterectomy Trial) von 80% ermittelt werden. Im Bereich der A. cerebri anterior rechts war eine Stenose von ca. 70% zu sehen. Diese beiden Stenosen sind als hämodynamisch relevant einzustufen, da eine verzögerte Kontrastierung der peripheren Anterior- und Mediaäste zu beobachten war, insbesondere an der

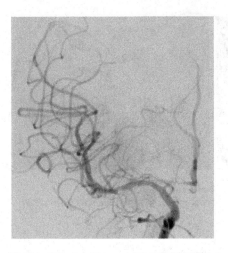

■ **Abb. 22.3**   Ergebnis nach Dilatation und Einbringen des Stents

Grenzzone frontal und parietal. Im vertebrobasilären Stromgebiet fand sich noch eine ca. 50%ige Stenose der rechten A. cerebri posterior im P1-Segment.

Im Anschluss an die Angiografie wurde Herr W. auf die Stroke Unit verlegt und war bei Übernahme dort neurologisch unverändert im Vergleich zur Aufnahme. Aufgrund der hämodynamischen Relevanz der intrakraniellen Stenose rechts wurde eine Behandlungsindikation im Gespräch zwischen Neurologen und Neuroradiologen gesehen. Da Klinik und Bildgebung die Stenose der A. cerebri media rechts als symptomatisch einordnen konnten, wurde entschieden, diese zuerst anzugehen. Die Stenose der A. cerebri anterior rechts sollte im Intervall von weiteren 6 Wochen angegangen werden. Die Stenose der A. carotis interna links wurde als asymptomatisch eingestuft.

■ **Verlauf**

Zwei Tage nach der diagnostischen Angiografie erfolgte die Intervention. Dazu wurde Herr W. intubiert und analgosediert und von den Kollegen der Anästhesie in die Angiografie begleitet. Neben der Prämedikation aus ASS und Clopidogrel wurden während der Intervention insgesamt 5000 Einheiten Heparin intravenös appliziert. Die M1-Stenose konnte mittels Mikro-Wechseldraht gut passiert werden, über den dann ein medikamentenbeschichteter PTA-Ballon in die Stenose geführt wurde. Dieser Ballon wurde zuerst auf 7 Atmosphären, dann auf 12 Atmosphären und ein drittes Mal auf 12 Atmosphären inflatiert. Anschließend erfolgte ein Wechseldrahtmanöver zum Einbringen eines Mikrokatheters, über den ein Stent in die M1 eingebracht und abgesetzt wurde. Die Abschlussserien zeigten eine deutliche Reduktion der Stenose (■ Abb. 22.3) und dazu passend eine deutliche Verbesserung der Perfusion im Mediastromgebiet.

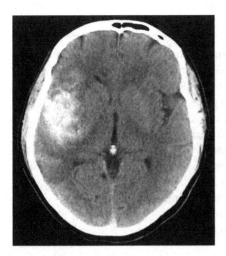

◘ Abb. 22.4 Intrazerebrale Blutung mit SAB-Anteilen nach dem Stenting der A. cerebri media rechts

Hinweise auf Komplikationen wie Thrombembolien oder Extravasation waren nicht zu sehen.

■ **Verlauf**
Die Narkose wurde im Angiografieraum beendet und Herr W. konnte problemlos extubiert werden. Er wurde dann zurück auf die Stroke Unit gebracht und war bis auf eine leichte Verlangsamung als Folge der Narkose sonst neurologisch unverändert. Der arteriell gemessene Blutdruck war im normotensiven Bereich und Herr W. erholte sich in den nächsten 2 h deutlich von der Narkose. Bei weiterhin normalen Blutdruckwerten klagte er plötzlich über akut aufgetretene Kopfschmerzen, und die Hemiparese links und die Dysarthrie nahmen zu. Aufgrund dieser Verschlechterung wurde umgehend eine CT-Untersuchung durchgeführt, die eine akute intrazerebrale Blutung mit einem Durchmesser von ca. $3 \times 5 \times 5$ cm und eine geringe Subarachnoidalblutung rechts frontal zeigte (◘ Abb. 22.4). Unter der wegen des Stents notwendigen dualen Thrombozytenaggregationshemmung vergrößerte sich die Blutung innerhalb der nächsten 4 h. Damit ging eine klinische Verschlechterung mit Vigilanzminderung, Kopf- und Blickwendung nach rechts und Erbrechen einher. Deshalb wurde die Entscheidung gefällt, die Blutung operativ zu entlasten. Postoperativ wurde Herr W. intubiert und analgosediert auf die Intensivstation verlegt. Die CT-Kontrolle am nächsten Tag wies eine deutliche Reduktion der Blutung nach und es bestanden keine Zeichen für einen erhöhten intrakraniellen Druck. Nach 3 Tagen konnte er extubiert werden. Klinisch war Herr W. wach, kooperativ, und es bestand eine Dysarthrie und hochgradige Hemiparese links. In diesem Zustand wurde er in eine Rehabilitationsklinik verlegt.

22.2 Fallanalyse

Intrakranielle Stenosen verursachen ca. 10% der ischämischen Schlaganfälle (Sacco et al. 1995). Für symptomatische intrakranielle Stenosen ist bekannt, dass sie ein erhöhtes Rezidivrisiko aufweisen. Bei einem Stenosegrad größer 50% liegt das Rezidivrisiko zwischen 10 und 20% im ersten Jahr (Chimowitz et al. 2005). Stenosen mit einer Einengung größer als 70% erreichen ein Risiko für einen Reinsult von ca. 20% im ersten Jahr. Diese Konstellation trifft für den geschilderten Patienten zu, es handelt sich bei Herrn W. um eine symptomatische Mediastenose von ca. 80% mit einem Rezidiv innerhalb von 6 Monaten.

Die intrakraniellen Stenosen können durch
- arterioarterielle Embolien,
- hämodynamische Einschränkungen,
- lokale Thrombose,
- Verlegung der Perforatoren oder
- eine Kombination dieser Faktoren

Infarkte bedingen.

Das hohe Risiko wird trotz einer medikamentösen Therapie beobachtet. Thrombozytenaggregationshemmer scheinen das Rezidivrisiko nicht zu verringern (Bogousslavsky et al. 1986). Auch wenn sich in retrospektiven Studien ein positiver Effekt der oralen Antikoagulation mit Vitamin-K-Antagonisten abzeichnete (Block u. Hoang 2003; Chimowitz et al. 1995; Kern et al. 2005), so konnte dieser in einer prospektiven kontrollierten Studie nicht belegt werden. Im Gegenteil – das Risiko für symptomatische Blutungen und Tod war unter der oralen Antikoagulation signifikant erhöht (Chimowitz et al. 2005). Die Kombination von 2 Thrombozytenaggregationshemmern scheint ebenfalls keine relevante Reduktion des Rezidivrisikos zu bewirken (Kwon et al. 2011).

Vor diesem Hintergrund ist es nicht verwunderlich, dass dieses Thema im Gefolge des Fortschrittes der interventionellen Neuroradiologie bearbeitet wurde. Ein Review von veröffentlichten Serien aus einzelnen Zentren, die unterschiedliche Stents benutzt haben, zeigte ein periprozedurales Risiko für einen Schlaganfall von 7,7% (Groschel et al. 2009). Drei Register-Studien, die den selbstexpandierenden Wingspan-Stent benutzten, wiesen eine periprozedurales Risiko für Schlaganfall und Tod von 4,4–7,5% auf (Bose et al. 2007; Fiorella et al. 2007; Levy et al. 2007). Die prospektive SAMMPRIS-Studie musste aufgrund einer erhöhten Komplikationsrate im Stentarm abgebrochen werden (Chimowitz et al. 2011). Das Risiko für Schlaganfall oder Tod innerhalb der ersten 30 Tage war mit 14,7% deutlich höher als erwartet. Patienten, bei denen das Index-Ereignis auf den Verschluss eines Perforatoren zurückzuführen ist, haben ein erhöhtes Risiko für das Auftreten eines periprozeduralen Infarktes (Jiang et al. 2006). Die Reperfusion scheint ein weiterer Mechanismus für die periprozeduralen Schädigungen zu sein.

Vor dem Hintergrund dieser Daten sollten symptomatische intrakranielle Stenosen primär konservativ mit Thrombozytenaggregationshemmer und konsequenter Behandlung der Risikofaktoren therapiert werden. So wurde es bei dem Patienten Herrn W. gemacht, allerdings hat er nicht das Rauchen beendet. Kommt es darunter zu einem Rezidiv, kann die interventionelle Behandlung in Erwägung gezogen werden. In die Entscheidung dazu gehen die Expertise des Zentrums, der Allgemeinzustand des Patienten, die Gefäßsituation insgesamt und die Frage, ob es sich um hämodynamische Ischämien handelt, mit ein. Die Intervention sollte nur in einem Zentrum erfolgen, das mit dieser Therapie ausreichend Erfahrung hat. Der Allgemeinzustand sollte gut sein, da der Eingriff in der Regel in Vollnarkose erfolgt. Patienten mit koronarer Herzkrankheit oder peripherer arterieller Verschlusskrankheit weisen für den Eingriff ein erhöhtes Risiko auf. Hämodynamische Ischämien lassen sich konservativ nicht so gut angehen, so dass bei dieser Konstellation die Intervention zu bevorzugen ist.

Da es bei Herrn W. unter der konservativen Therapie zu einem Rezidiv kam und die intrakranielle Gefäßsituation durch weitere, höhergradige Stenosen beeinträchtigt war, haben wir uns für die Intervention entschieden. Der Eingriff verlief gut und dabei traten keine Komplikationen auf. Nach dem Erwachen aus der Narkose war Herr W. neurologisch unverändert gegenüber dem Befund vor dem Eingriff. Im Monitoring zeigte sich keine Auffälligkeiten, insbesondere keine erhöhten Blutdruckwerte. Etwas mehr als 2 h nach der Intervention trat die Verschlechterung mit Kopfschmerzen und Zunahme von Hemiparese und Dysarthrie auf. Bei Nachweis einer intrazerebralen Blutung in der Region, die zuvor durch die Mediastenose minderperfundiert war, ist von einem Reperfusionsschaden auszugehen.

22.3 Empfehlungen

Symptomatische intrakranielle Stenosen haben ein hohes Rezidivrisiko. Nach dem aktuellen Kenntnisstand sollte eine symptomatische intrakranielle Stenose mit einem Thrombozytenaggregationshemmer und durch die Ausschaltung bzw. Therapie von Gefäßrisikofaktoren behandelt werden. Kommt es darunter zu einem Rezidiv, ist eine interventionelle Behandlung mit stentgeschützter Angioplastie als Einzelfallentscheidung und Heilversuch zu erwägen. Dieser Eingriff sollte nur in Zentren erfolgen, die damit Erfahrung haben. Nach dem Eingriff sollte der Patient auf einer Stroke Unit überwacht werden, um den Patienten engmaschig klinisch und hinsichtlich des Blutdruckes zu kontrollieren, um das Risiko für einen Reperfusionsschaden zu minimieren.

22

Merksätze
- Symptomatische intrakranielle Stenosen größer 70% haben ein hohes Rezidivrisiko.
- Wichtigster Therapieansatz bei symptomatischen intrakraniellen Stenosen ist die konsequente Behandlung der Risikofaktoren.
- Tritt ein Rezidiv darunter auf, ist eine interventionelle Behandlung der intrakraniellen Stenose zu diskutieren.
- Die interventionelle Behandlung von intrakraniellen Stenosen birgt das Risiko von zerebralen Ischämien und Blutungen.

Literatur

Block F, Hoang PA (2003) Orale Antikoagulation bei symptomatischen intrakraniellen Stenosen. Nervenarzt 74: 523–526

Bogousslavsky J, Barnett HJM, Fox AJ et al. (1986) Atherosclerotic disease of the middle cerebral artery stenosis. Stroke 17: 1112–1120

Bose A, Hartmann M, Henkes H et al. (2007) A novel, self-expanding, nitinol stent in medically refractory intracranial atherosclerotic stenosis: the Wingspan study. Stroke 38: 1531–1537

Chimowitz MI, Kokkinos J, Strong J et al. (1995) The Warfarin-Aspirin symptomatic intracranial disease study. Neurology 45: 1488–1493

Chimowitz MI, Lynn MJ, Howlett-Smith H et al. (2005) Comparison of warfarin and aspirin for symptomatic intracranial arterial stenosis. N Engl J Med 352: 1305–1316

Chimowitz MI, Lynn MJ, Derdeyn CP et al. (2011) Stenting versus aggressive medical therapy for intracranial arterial stenosis. N Engl J Med 365: 993–1003

Fiorella D, Leyv EI, Turk AS et al. (2007) US multicenter experience with the wingspan stent system for the treatment of intracranial atheromatous disease: periprocedural results. Stroke 38: 881–887

Groschel K, Schnaudigel S, Pilgram SM et al. (2009) A systematic review on outcome after stenting for intracranial atherosclerosis. Stroke 40: 340–347

Jiang WJ, Srivastava T, Gao F et al. (2006) Perforator stroke after elective stenting of symptomatic intracranial stenosis. Neurology 66: 1868–1872

Kern R, Steinke W, Daffertshofer M et al. (2005) Stroke recurrences in patients with symptomatic vs asymptomatic middle cerebral artery disease. Stroke 65: 859–864

Kwon SU, Hong KS, Kang DW et al. (2011) Efficacy and safety of combination antiplatelet therapies in patients with symptomatic intracranial atherosclerotic stenosis. Stroke 42: 2883–2890

Levy EI, Turk AS, Albuquerque FC et al. (2007) Wingspan in-stent restenosis and thrombosis: incidence, clinical presentation, and management. Neurosurgery 61: 644–650

Sacco RL, Kargman DE, Gu Q et al. (1995) Race-ethnicity and determinants of intracranial atherosclerotic cerebral infarction: the nothern Manhattan stroke study. Stroke 26: 14–20

Warfarin-Aspirin symptomatic intracranial disease (WASID) trial investigators (2003) Design, progress and challenges of a double-blind trial of wafarin versus aspirin for symptomatic intracranial stenosis. Neuroepidemiology 22: 106–117

Infarkt nach dem Coiling eines Aneurysmas

F. Block

F. Block (Hrsg), *Komplikationen in der Neurologie*,
DOI 10.1007/978-3-662-47880-6_23, © Springer-Verlag Berlin Heidelberg 2016

23.1   Falldarstellung

■ Anamnese

Bei dem 62-jährigen Herrn F. wurde ein Aneurysma der A. communicans anterior als Zufallsbefund im Rahmen der Diagnostik aufgrund eines Posteriorteilinfarktes links entdeckt (**◘** Abb. 23.1). An Vorerkrankungen bestanden eine arterielle Hypertonie, eine chronische Niereninsuffizienz Stadium III K/DOQI, ein Hämangiom der Leber und ein Nikotinabusus, der auch nach dem Schlaganfall fortgesetzt wurde. Die Hausmedikation bestand in ASS 100 mg, Metoprolol 47,5 mg, Torasemid 10 mg, Moxonidin 0,3 mg, Candesartan 32 mg. Aufgrund der Größe des Aneurysmas und den Gefäßrisikofaktoren wurde Herr F. zur elektiven Versorgung des Aneurysmas 4 Monate nach dem Schlaganfall aufgenommen.

■ Befunde

Bei Aufnahme im Krankenhaus sahen wir einen normosomen Patienten im guten Allgemeinzustand und mit erhöhten Blutdruckwerten von 190/88 mmHg. Neurologisch fanden sich eine Hemianopsie nach rechts, eine Hypästhesie im rechten Gesicht und der rechten Hand, eine Feinmotorikstörung der rechten Hand und kognitive Störungen in Form von psychomotorischer Verlangsamung, reduzierter Aufmerksamkeits- und Merkfähigkeitsspanne und Dyslexie. Aufgrund der Lage des Aneurysmas wurde nach interdisziplinärer Beratung zwischen Neurologen, Neurochirurgen und Neuroradiologen entschieden, es interventionell zu behandeln. Nach entsprechender Aufklärung und Vorbehandlung mit ASS und Clopidogrel über 2 Tage erfolgte die Angiografie.

Hierbei zeigte sich ein Aneurysma der A. communicans anterior bei Füllung der A2 beidseits über die kräftige rechte A1 und einer Aplasie der linken A1 (**◘** Abb. 23.2a). Das Aneurysma durchmisst knapp 6 mm, hat einen recht breiten Hals und weist kranial ein Babyaneurysma auf. Es erfolgte die Einlage eines Stents von der linken A2 in die rechte A1 mit guter Überdeckung der Abgangsregion auch der rechten A2. Es wurde mit dem Coiling begonnen und mehrere Coils wurden im Aneurysma (**◘** Abb. 23.2b) und auch im Babyaneurysma platziert. In einer Kontrollserie ließ sich eine In-Stent-Thrombosierung und eine Thrombusbildung am Coilpacket nachweisen. Als Konsequenz daraus sah man eine verzögerte Füllung der rechten A2. Unter der Gabe von Aggrastat sowohl über den Mikrokatheter im Anteriorkomplex als auch intravenös kam es zum zügigen Abschmelzen des neugebildeten Thrombus mit allerdings persistierendem Thrombus in der proximalen A2 rechts. In der Abschlussserie ist eine dezente sehr periphere Perfusionsverlangsamung im Anteriorterritorium rechts zu sehen.

■ Verlauf

Postinterventionell wurde Herr F. auf die neurologische Intensivstation übernommen. Zu dem Zeitpunkt war er extubiert, spontan

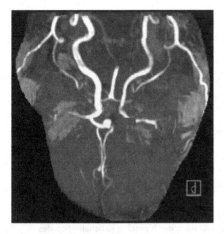

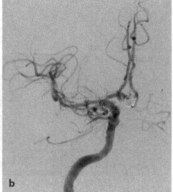

⬛ Abb. 23.1   Entdeckung des Aneurysmas der A. communicans anterior rechts *(Pfeil)* in der MR-Angiografie

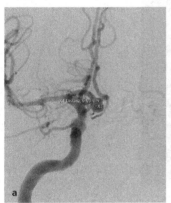

⬛ Abb. 23.2   **a** Angiografische Darstellung des Aneurysmas der A. communicans anterior rechts, **b** Verschluss des Aneurysmas durch Coiling

atmend und hypertensiv kreislaufdysreguliert. Letzteres wurde mit Ebrantil und Clonidin intravenös behandelt. Aufgrund einer ausgeprägten psychomotorischen Unruhe und einer deliranten Symptomatik wurde Midazolam verabreicht. Die Gabe von Aggrastat wurde über 24 h fortgeführt. Nach dem Absetzen von Aggrastat trat eine klinische Verschlechterung auf, weshalb eine erneute Angiografie durchgeführt wurde. Hierbei zeigte sich eine langstreckige Thrombusbildung im Bereich der linken A2 unmittelbar am Ende des Stents (⬛ Abb. 23.3a). Mittels mechanischer Rekanalisation wurde der Thrombus entfernt (⬛ Abb. 23.3b). Klinisch zeigte sich zunächst keine Besserung, Herr F. war soprös und rechts hemiplegisch. Im Anschluss daran wurde erneut Aggrastat gegeben und die Clopidogrel-Dosis verdoppelt. Die MRT-Kontrolle wies einen ausgedehnten Infarkt im Bereich der A. cerebri anterior links und kleine Infarkte im

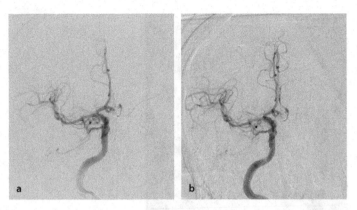

◙ **Abb. 23.3**   **a** Durch die Thrombusbildung bedingter Verschluss der linken
A2. **b** Gute Reperfusion der linken A2 nach mechanischer Rekanalisation des
Thrombus

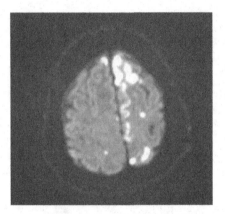

◙ **Abb. 23.4**   Infarkte in den Territorien der A. cerebri anterior links und rechts

Territorium der A. cerebri anterior rechts auf (◙ Abb. 23.4). Im Verlauf der nächsten Tage verbesserte sich der klinische Zustand. Zum
Zeitpunkt der Verlegung in die Rehabilitationsklinik war Herr F.
wach, orientiert, kooperativ und psychomotorisch verlangsamt. Die
Ernährung erfolgte nach logopädischer Schluckdiagnostik mittels
oralen Kostaufbaus der Stufe 2 mit angedicktem Trinken. Im Bereich
des rechten Armes bestand eine leichte Parese, das rechte Bein hingegen war hyperton und plegisch.

23.2   Fallanalyse

Die Prävalenz unrupturierter intrakranieller Aneurysmen liegt bei ca.
3% (Vlak et al. 2011). Sie wird durch die Faktoren
- höheres Alter,
- weibliches Geschlecht,

- positive Eigen- oder Familienanamnese für intrakranielle Aneurysmen bzw. Subarachnoidalblutung und
- autosomal-dominante polyzystische Nierenerkrankung erhöht.

Die meisten unrupturierten Aneurysmen sind klein (<5 mm) und liegen in der vorderen Zirkulation (Vlak et al. 2011). Intrakranielle Aneurysmen bilden sich bevorzugt an den Verzweigungsstellen basaler Hirnarterien, wobei lokale Wandschwächen eine Rolle zu spielen scheinen. Endothelschädigende Faktoren wie Nikotinabusus, arterielle Hypertonie und Alkoholabusus begünstigen die Entstehung der Aneurysmen (Feigin et al. 2005). Möglicherweise tragen diese Faktoren auch dazu bei, dass die Aneurysmen im weiteren Verlauf rupturieren. Eine Ruptur eines Aneurysmas verursacht eine Subarachnoidalblutung, eine Erkrankung mit recht schweren gesundheitlichen Konsequenzen. Die 30-Tages-Letalität liegt bei ca. 35% (Feigin et al. 2009) und die Überlebenden behalten zu 50% kognitive Störungen (Rinkel u. Algra 2011).

Vor diesem Hintergrund stellt sich die Frage nach dem optimalen Umgang mit zufällig entdeckten Aneurysmen. Sowohl durch das operative Clipping als auch durch das endovaskuläre Coiling können Aneurysmen ausgeschaltet werden, womit eine Subarachnoidalblutung verhindert wird. Beide Verfahren tragen naturgemäß ein Risiko. Die Komplikationsraten liegen zwischen 4% (junger Patient, kleines Aneurysma) und 40% (alter Patient, großes Aneurysma) (Brinjikji et al. 2011; Pierot et al. 2010; Wiebers et al. 2003). Demgegenüber muss man die Wahrscheinlichkeit einschätzen, mit welcher ein Aneurysma ohne Ausschaltung platzt. Die ISUIA-2-Studie hat eine Rupturwahrscheinlichkeit von 0% über 5 Jahre für Aneurysmen <7 mm im Bereich des vorderen Stromkreislaufs beschrieben (Wiebers et al. 2003). Eine neuere Untersuchung aus Japan hat ein Rupturrisiko für kleine Aneurysmen (<5 mm) im Bereich des vorderen Stromkreislaufs von 0,5% pro Jahr beobachtet (Sonobe et al. 2010).

Die aktuellen Empfehlungen legen nahe,
- ein Aneurysma mit einer Größe >5 mm und
- bei Vorhandensein von Ausziehungen oder
- assoziierten Babyaneurysmen zu behandeln (Jeong et al. 2014).

Letzteres tritt auf den geschilderten Patienten zu, der Durchmesser betrug 6 mm und es fand sich ein Babyaneurysma.

Für das endovaskuläre Coiling haben sich ein breiter Hals und ein kurzer Dom als Gründe erwiesen, weshalb dem Coiling eine Stentversorgung vorausgeht (Raslan et al. 2011; Sedat et al. 2009). Dadurch kann eine geringere Rate an Rekanalisation des Aneurysmas erreicht werden. Zudem kann vermieden werden, dass die Coils in das vorbeiziehende Gefäß hineinragen und somit eine langfristige Emboliequelle darstellen. Allerdings ist diese Methode im Vergleich zum alleinigen Coiling mit einer erhöhten Rate an Komplikationen behaftet (Piotin et al. 2010). Diese bestehen vor allem in zerebralen

Ischämien. In Kenntnis dieses erhöhten Risikos wurde aufgrund der Breite des Aneurysmahalses entschieden, vorher einen Stent zu platzieren, weshalb eine duale Thrombozytenaggregationshemmung 2 Tage im Voraus begonnen wurde. Dieses und auch die Platzierung der Coilpackete gelang gut. In einer Kontrollserie zeigten sich dann allerdings eine In-Stent-Thrombosierung und eine Thrombusbildung am Coilpacket, welche mit einem Thrombozytenaggregationshemmer und einem Mikrokatheter zu entfernen versucht wurden, was nur zum Teil gelang. Trotz der Vorbehandlung mit einer dualen Thrombozytenaggregationshemmung und der 24-stündigen Behandlung mit Aggrastat hat sich dort ein erneuter Thrombus gebildet und zur Ausbildung von Infarkten mit entsprechender Klinik geführt.

23.3 Empfehlungen

Zufällig entdeckte Aneurysmen, die kleiner als 5 mm sind, sollten mittels Bildgebung kontrolliert werden. Bei Hinweisen auf eine Größenzunahme stellt sich die Frage nach dem Ausschalten des Aneurysmas. Aneurysmen, die größer als 5 mm sind, in dem hinteren Stromgebiet liegen, gelappt sind oder ein Babyaneurysma aufweisen, sollten aufgrund eines erhöhten Rupturrisikos behandelt werden. Die Entscheidung, welche Therapieform gewählt wird, hängt unter anderem von der Lage des Aneurysmas, der Größe, der Beschaffenheit des Halses und der Tatsache ab, ob aus dem Hals Gefäße abgehen. Diese Entscheidung kann in der Regel erst nach einer diagnostischen digitalen Substraktionsangiografie gefällt werden, wofür eine Rücksprache zwischen Neurologen, Neuroradiologen und Neurochirurgen erfolgen sollte. Eine solche Therapie sollte nur in einem Zentrum durchgeführt werden, welches über die entsprechenden Erfahrungen verfügt.

> **Merksätze**
> — Die Prävalenz unrupturierter intrakranieller Aneurysmen beträgt ca. 3%.
> — Risikofaktoren für die Entstehung von Aneurysmen sind arterielle Hypertonie, Nikotin- und Alkoholabusus.
> — Aneurysmen kleiner als 5 mm und mit Lage im vorderen Stromgebiet weisen ein sehr niedriges Rupturrisiko auf.
> — Größere Durchmesser, Lage im hinteren Stromgebiet oder assoziierte Babyaneurysmen haben ein höheres Rupturrisiko.
> — Das endovaskuläre Coiling eines Aneurysmas trägt das Risiko für zerebrale Ischämien, insbesondere dann, wenn zusätzlich die Platzierung eines Stents notwendig ist.

Literatur

Brinjikji W, Rabinstein AA, Lanzino G et al (2011) Effect of age on outcomes of treatment of unruptured cerebral aneurysms. A study of the national inpatient sample 2001–2008. Stroke 42:1320–1324

Feigin V, Lawes CM, Bennett DA et al. (2009) Worldwide stroke incidence and early case fatality reported in 56 population-based studies: a systematic review. Lancet Neurol 8: 355–369

Feigin V, Rinkel GJ, Lawes CM et al. (2005) Risk factors for subarachnoid hemorrhage. An updated systematic review of epidemiological studies. Stroke 36: 2773–2780

Jeong HW, Seo JH, Kim ST et al. (2014) Clinical practice guideline for the management of intracranial aneurysms. Neurointervention 9: 63–71

Pierot L, Barbe C, Spelle L, ATENA Investigators (2010) Endovascular treatment of very small unruptured aneurysms: rate of procedural complications, clinical outcome, and anatomical results. Stroke 41: 2855–2859

Piotin M, Blanc R, Spelle L et al. (2010) Stent-assisted coiling of intracranial aneurysms: clinical and angiographic results in 216 consecutive aneurysms. Stroke 41: 110–115

Raslan AM, Oztaskin M, Thompson EM et al. (2011) Neuroform stentassisted embolization of incidental anterior communicating artery aneurysms: long-term clinical and angiographic follow-up. Neurosurgery 69: 27–37

Rinkel GJ, Algra A (2011) Long-term outcomes of patients with aneurysmal subarachnoid haemorrhage. Lancet Neurol 10: 349–356

Sedat J, Chau Y, Mondot L et al. (2009) Endovascular occlusion of intracranial wide-necked aneurysms with stenting (Neuroform) and coiling: midterm and long-term results. Neuroradiology 51: 401–409

Sonobe M, Yamazaki T, Yonekura M et al. (2010) Small unruptured intracranial aneurysm verification study – SUAVe Study Japan. Stroke 41: 1969–1977

Vlak MH, Algra A, Brandenburg R et al. (2011) Prevalence of unruptured intracranial aneurysms with emphasis on sex, age, comorbidity, country, and time period: a systematic review and meta-analysis. Lancet Neurol 10: 626–636

Wiebers DO, Wishnant JP, Huston J et al. (2003) Unruptured intracranial aneurysms: natural history, clinical outcome, and risks of surgical and endovascular treatment. Lancet 362: 103–110

Sehstörung nach Koronarangiografie

F. Block

F. Block (Hrsg), *Komplikationen in der Neurologie*,
DOI 10.1007/978-3-662-47880-6_24, © Springer-Verlag Berlin Heidelberg 2016

24.1   Fallbeschreibung

▪ Anamnese

Die 73-jährige Frau M. erlitt nach einer leichten körperlichen Anstrengung links thorakale Schmerzen mit Ausstrahlung in den linken Arm. Nach ca. 5 min Ruhe waren die Symptome komplett reversibel. Ihr Ehemann hatte während dieser Attacke bemerkt, dass sie blass war und es zu einer leichten Schweißbildung auf der Stirn gekommen war. Bei der Patientin war bisher ein arterieller Hypertonus und ein Diabetes mellitus Typ II bekannt. Sie nahm deshalb Ramipril 10 mg, Torasemid 10 mg, Metformin 1000 mg und Simvastatin 20 mg ein. Da solche Symptome zuvor nicht aufgetreten waren, suchte Frau M. am gleichen Tag den Hausarzt auf, der eine Tachykardie von 96 Schlägen/min und einen erhöhten Blutdruck mit 170/95 mmHg feststellte. Das EKG wies Zeichen einer Linksherzhypertrophie als Ausdruck einer länger bestehenden arteriellen Hypertonie auf, ansonsten keine weiteren Auffälligkeiten. Bei erhöhtem Troponin I veranlasste der Hausarzt eine Klinikeinweisung zur Koronarangiografie bei Verdacht auf Angina pectoris. Bei Aufnahme in die Klinik war das Troponin I weiterhin erhöht. Zudem waren erhöhte Kreatininwerte und eine erniedrigte glomeruläre Filtrationsrate (GFR) auffällig.

Die Koronarangiografie erfolgte am nächsten Tag. Dabei kamen 2 Stenosen der Koronararterien zur Darstellung, die mittels Stent versorgt wurden. Die Diagnostik und Therapie im Herzkatheter dauerte insgesamt 50 min und es wurden 155 ml Kontrastmittel verabreicht. Zum Zeitpunkt der Verlegung auf die Station mit Monitoring war die Patientin hinsichtlich der Herz-Kreislauf-Parameter stabil, aber sie berichtete über Sehstörungen. Diese nahmen im Verlauf von ca. 1 h in ihrem Ausmaß zu. Der Dienstarzt der Kardiologie, der deshalb hinzugerufen wurde, untersuchte Frau M. klinisch und fand bis auf die von ihr beklagte Sehstörung keine Auffälligkeiten. Der Blutdruck war mit 180/85 erhöht, ebenso der Puls mit 90 Schlägen/min. Daraufhin wurde ein Neurologe zum Konsil hinzugezogen.

▪ Befunde

Dieser fand eine leicht unruhige Patientin vor, die im Kontakt psychomotorisch verlangsamt wirkte und eine reduzierte Aufmerksamkeit aufwies. Die Pupillen waren mittelgroß und isokor und zeigten eine seitengleiche Lichtreaktion. Frau M. konnte die Gegenstände im Zimmer und Farben nicht mehr erkennen. Den Lichteinfall bei der Prüfung der Lichtreaktion der Pupillen hatte sie kaum wahrgenommen. Der übrige neurologische Befund war unauffällig. Zusammenfassend wurde ein organisches Psychosyndrom und eine kortikale Sehstörung diagnostiziert und eine Untersuchung mittels CCT angefordert. Dieses zeigte Verschwellung parietookzipital mit Kontrastmittelanreicherung intraparenchymal (◻ Abb. 24.1). Im EEG fiel eine Verlangsamung des Grundrhythmus (7–8/s) im Sinne einer leichten Allgemeinverän-

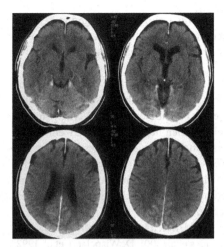

Abb. 24.1 Ödem im Bereich des Kortex parietookzipital und Kontrastmittel in den großen Gefäßen sowie intraparenchymal. (Mit freundl. Genehmigung von PD Dr. M. Mull, Neuroradiologie RWTH Aachen)

derung auf, ohne Nachweis von epilepsietypischen Potenzialen. Das Labor war im Vergleich zur Aufnahmesituation unverändert, es bestand weiterhin eine Niereninsuffizienz.

■ Verlauf
Vor dem Hintergrund der leichten Niereninsuffizienz und der stattgehabten Kontrastmittelgabe erfolgte eine Flüssigkeitsgabe von 1000 ml einer Elektrolytlösung. Innerhalb von 8 h bildeten sich die Symptome komplett zurück. Eine CT-Kontrolluntersuchung 48 h nach Symptombeginn war unauffällig. Ein Kontrastmittelextravasat war nicht mehr nachweisbar. Die leichte Allgemeinveränderung im EEG hatte sich ebenfalls zurückgebildet.

24.2 Fallanalyse und Empfehlungen

Intravasal zu applizierende Röntgenkontrastmittel haben ein breites Anwendungsspektrum in der Medizin. Die durch sie bedingten Nebenwirkungen sind selten und bestehen meist in allgemeinen Reaktionen wie Allergie oder organspezifischen Funktionsstörungen wie Niereninsuffizienz oder Hyperthyreose. In seltenen Fällen treten transiente neurologische Symptome als Ausdruck einer kontrastmittelinduzierten Neurotoxizität auf:

- Meist handelt es sich um eine kortikale Blindheit (Kwok u. Lim 2000; Lantos 1989; Merchut u. Richie 2002).
- Es können aber auch Symptome wie Hemiparese oder Aphasie auftreten, die auf eine Funktionsstörung einer Hemisphäre hindeuten (Dangas et al. 2001; Foltys et al. 2003).

> ▬ Epileptische Anfälle und Bewusstseinsstörungen sind weitere mögliche Symptome der durch Kontrastmittel bedingten Enzephalopathie (DeWispelaere et al. 1992; Sharp et al. 1999).

Die Symptome entwickeln sich 2–12 h nach der Kontrastmittelgabe (Torvik u. Walday 1995). Frau M. wurde nach der Koronarangiografie mit Sehstörungen und einer psychomotorischen Verlangsamung neurologisch auffällig. In allen Fällen ließ sich in der CT ein Ödem und parenchymales Kontrastmittel nachweisen. Im geschilderten Fall konnten identische Veränderung in der CT festgestellt werden. Im Zusammenhang mit der arteriellen Angiografie ist vor allem eine Embolie und eine dadurch bedingte zerebrale Ischämie als Differenzialdiagnose in Betracht zu ziehen.

Die klinischen Symptome bilden sich innerhalb weniger Tage fast immer komplett zurück (Dangas et al. 2001; DeWispelaere et al. 1992; Foltys et al. 2003; Kwok u. Lim 2000; Lantos 1989; Merchut u. Richie 2002; Sharp et al. 1999). In ganz wenigen Fällen bleiben anhaltende Symptome wie z. B. Gesichtsfelddefekte bestehen (Niimi et al. 2008; Shinoda et al. 2004; Leong u. Fanning, 2012). Passend zu der häufigen klinischen Normalisierung bilden sich die in der initialen CT nachweisbaren Veränderungen komplett zurück. Sowohl klinisch als auch radiologisch weisen die kontrastmittelinduzierte Neurotoxizität und das reversible posteriore Leukenzephalopathiesyndrom viele Übereinstimmungen auf (Hinchey et al. 1996). Letzteres tritt im Zusammenhang mit einer Eklampsie, einer hypertensiven Entgleisung oder einer Behandlung mit Immunsuppressiva wie z. B. Cyclopsorin A auf.

Kontrastmittel haben eine höhere Osmolarität und Viskosität als Serum, Plasma und Liquor. Als Ursache der kontrastmittelinduzierten Neurotoxizität wird eine transiente Störung der Blut-Hirn-Schranke angenommen, die durch die hyperosmolaren Eigenschaften des Kontrastmittels hervorgerufen werden (Junck u. Marshall 1983). Risikofaktoren für das Auftreten dieser Nebenwirkung sind
▬ die intraarterielle Applikation und
▬ hohe Dosen des Kontrastmittels.

Als Kofaktoren anzusehen sind
▬ eine vorbestehende Niereninsuffizienz,
▬ eine arterielle Hypertonie und
▬ ein Diabetes mellitus.

Bei Frau M. bestanden als Risikofaktoren eine arterielle Hypertonie, ein Diabetes mellitus, eine Niereninsuffizienz und die intraarterielle Applikation des Kontrastmittels.

Eine spezifische Therapie der kontrastmittelinduzierten Neurotoxizität existiert nicht. Eine adäquate Hydratation mit Kochsalzlösung kann sowohl die hyperosmolare Situation als auch die Nierenfunktion verbessern (Kocabay u. Karabay 2011). In einigen Fällen wurde eine

Therapie mit Steroiden oder Mannitol durchgeführt ohne relevante Nebenwirkungen (Niimi et al. 2008; Shinoda et al. 2004; Yu u. Dangas 2011). Aufgrund der zumeist sehr guten Prognose sollten diese Substanzen eher nicht eingesetzt werden. Eine engmaschige Beobachtung des Patienten ist sinnvoll, um mögliche Komplikationen wie epileptische Anfälle mitzubekommen und ggf. zu behandeln. Um das insgesamt sehr geringe Risiko für die kontrastmittelinduzierte Neurotoxizität zu minimieren, sollte bei Patienten mit einer Niereninsuffizienz eine möglichst geringe Menge an Kontrastmittel appliziert werden. Zudem sollte für eine ausreichende Hydratation mit Kochsalzlösung gesorgt werden.

Merksätze

- Die kontrastmittelinduzierte Neurotoxizität ist eine seltene Komplikation im Rahmen einer Angiografie.
- Enzephalopathie, kortikale Blindheit und epileptische Anfälle sind die typischen Symptome.
- Risikofaktoren für kontrastmittelinduzierte Neurotoxizität sind hohe Dosen des Kontrastmittels, arterielle Hypertonie, Diabetes mellitus und Niereninsuffizienz.
- In den meisten Fällen bilden sich die Symptome komplett zurück.

Literatur

Dangas G, Monsein LH, Laureno R, Petersen MA, Laird JR, Satler LF, Mehran R, Leon MB (2001) Transient contrast encephalopathy after carotid artery stenting. J Endovasc Ther 8: 111–113

DeWispelaere JF, Trigaux JP, van Beers B, Gillard C (1992) Cortical and CSF hyperdensity after iodinated contrast medium overdose: CT findings. J Compt Assist Tomogr 16: 998–999.

Foltys H, Krings T, Block F (2003) Einseitiges zerebrales Kontrastmittelextravasat nach Koronarangiographie. Nervenarzt 74: 892–895

Hinchey J, Chaves C, Appignani B et al. (1996) A reversible posterior leukoencephalopathy syndrome. N Engl J Med 334: 494–500

Junck L, Marshall WH (1983) Neurotoxicity of radiological contrast agents. Ann Neurol 13: 469–484

Kocabay G, Karabay CY (2011) Iopromide-induced encephalopathy following coronary angioplasty. Perfusion 26: 67–70

Kwok BW, Lim TT (2000) Cortical blindness following coronary angiography. Singapore Med J 41: 604–605

Lantos G (1989) Cortical blindness due to osmotic disruption of the blood-brain barrier by angiographic contrast material. CT and MRI studies. Neurology 39: 567–571

Leong S, Fanning NF (2012) Persistent neurological deficit from iodinated contrast encephalopathy following intracranial aneurysm coiling. Interventional Neuroradiology 18: 33–41

Merchut MP, Richie B (2002) Transient visuospatial disorder from angiographic contrast. Arch Neurol 59: 851–854

Niimi Y, Kupersmith MJ, Ahmad S et al (2008) Cortical blindness, transient and otherwise, associated with detachable coil embolization of intracranial aneurysms. Am J Neuroradiol 29: 603–607

Torvik A, Walday P (1995) Neurotoxicity of water-soluble contrast media. Acta Radiol 399: 221–229

Sharp S, Stone J, Beach R (1999) Contrast agent neurotoxicity presenting as subarachnoid hemorrhage. Neurology 52: 1503–1505

Shinoda J, Ajimi Y, Yamada M, Onozuka S (2004) Cortical blindness during coil embolization of an unruptured intracranial aneurysm-case report. Neurol Med Chir 44: 416–419

Yu J, Dangas G (2011) New insights into the risk factors of contrast-induced encephalopathy. J Endovasc Ther 18: 545–546

24

Progressive multifokale Leukoenzephalopathie unter Therapie mit Natalizumab

J. H. Faiss

F. Block (Hrsg), *Komplikationen in der Neurologie*,
DOI 10.1007/978-3-662-47880-6_25, © Springer-Verlag Berlin Heidelberg 2016

25.1   Falldarstellung

■ Anamnese

Bei dem 47-jährigen Herrn W. wurde im Januar 2010 eine schubförmig remittierende Verlaufsform einer multiplen Sklerose (MS) diagnostiziert und aufgrund einer nach McDonald-Kriterien örtlichen und zeitlichen Dissemination im MRT konsekutiv mit einem β-Interferon behandelt. Hierunter entwickelte er innerhalb von 12 Monaten 2 weitere schwere Krankheitsschübe mit einer internukleären Ophthalmoplegie, einer schweren Stand- und Gangataxie und sensiblen Defiziten der rechten Körperhälfte, zuletzt im Dezember 2010 (■ Abb. 25.1).

Daraufhin erfolgte eine Therapiemodifikation auf Natalizumab (300 mg in 4-wöchigem Intervall i.v.). Der JC-Virus-Antikörper-Titer zu diesem Zeitpunkt war negativ. Unter dieser Therapie blieb der Patient bis September 2014 schubfrei – die MRT-Kontrollen bis Mai 2014 blieben unverändert und es ergaben sich keine Hinweise auf eine progressive multifokale Leukoenzephalopathie (PML). Allerdings kam es im Januar 2014 zu einer Konversion der JCV-Antikörper-Titer. Aufgrund des stabilen Krankheitsverlaufs und im Einverständnis mit dem Patienten wurde die Therapie fortgesetzt.

■ Befunde

Im September 2014 kam es dann zu psychischen Veränderungen mit Verhaltensauffälligkeiten verbunden mit einer Stand- und Gangataxie und einer leichten Hemiparese rechts. Zudem fanden sich eine Sakkadenstörung und die Wahrnehmung von Doppelbildern. Der Score der Extended Disability Status Scale (EDSS) betrug 4.5.

Im initialen MRT unmittelbar nach Aufnahme in unsere Klinik zeigten sich ausgedehnte, konfluierende Läsionen der weißen Substanz bilateral frontal und rechts parietal sowie infratentoriell in der rechten Kleinhirnhemisphäre. Ausgeprägte Gadolinium(Gd)-affine Herde fanden sich nicht (■ Abb. 25.2).

Aufgrund des dringenden Verdachts auf eine durch Natalizumab induzierte PML wurde die Behandlung unterbrochen und der Patient erhielt 5 Zyklen Plasmaseparation. In der ersten Analyse des Liquor cerebrospinalis fanden sich 155 Kopien/ml, sodass wir von einer gesicherten PML ausgehen konnten.

■ Verlauf

Die Therapie und die paraklinischen Befunde sind in ■ Abb. 25.3 dargestellt. Im weiteren Verlauf kam es zu einer dramatischen klinischen Verschlechterung und in einem 7T-MRT kamen ringförmige diffuse periläsionale Kontrastmittelanreicherungen für eine MS untypisch zur Darstellung (■ Abb. 25.4). Es musste somit von einem Immunrekonstitutionssyndrom (IRIS; »immune reconstitution inflammatory syndrome«) ausgegangen werden. Es wurde eine hochdosierte Therapie mit Methylprednisolon (5-mal 1000 mg i.v.) etabliert. Es erfolgten MRT-Kontrollen 11, 24 und 34 Tage nach Diagnosestellung.

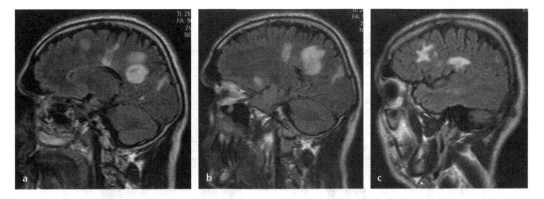

◘ Abb. 25.1a–c MRT-Befund beim insgesamt 3. Krankheitsschub – in der FLAIR-Sequenz ausgedehnte teilweise auch konfluierende Läsionen supratentoriell. Nicht abgebildet zahlreiche Gadolinium-affine Herde

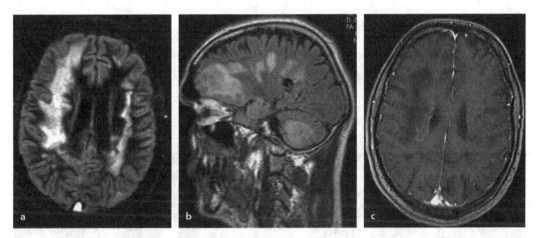

◘ Abb. 25.2a–c MRT in 10/2014 nach klinischer Verschlechterung mit ausgedehnten konfluierenden Läsionen in der **a** DIR- und **b** FLAIR-Sequenz sowohl infra- als auch supratentoriell. **c** Nach Kontrastmittelgabe zeigt sich ein MS-untypisches Enhancement rechts parietal

Zwar verringerten sich die Kontrastmittelanreicherungen, jedoch expandierten die PML-Läsionen rechtshemisphäriell und infratentoriell bis zum 24. Krankheitstag (◘ Abb. 25.5).

Die klinischen Symptome verschlechterten sich erneut mit Ausbildung einer schweren Dysarthrie, einer Gangunfähigkeit und einer rechtseitigen Hemiparese. Neuropsychologisch zeigten sich ausgeprägte kognitive Defizite mit reduzierter Informationsverarbeitungsgeschwindigkeit, gestörtem Arbeits- und Langzeitgedächtnis sowie Störungen der Exekutivfunktion mit einem EDSS von 8.5.

Im weiteren Verlauf kam es zu komplex-partiellen Anfällen, die mit Levetiracetam behandelt wurden. Die erneute Analyse des Liquor cerebrospinalis ergab 7186 JCV-DNA Kopien/ml. Aufgrund limitierter Therapieoptionen erfolgte eine experimentelle Behandlung mit Ribavirin (1200 mg/Tag oral) – ein Guanosin-Analogon mit anti-

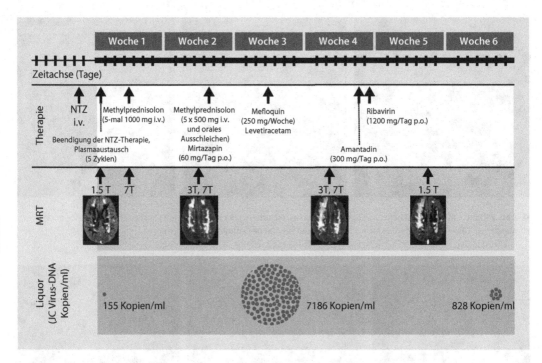

◘ Abb. 25.3   Überblick zum Behandlungsverlauf und paraklinische Befunde

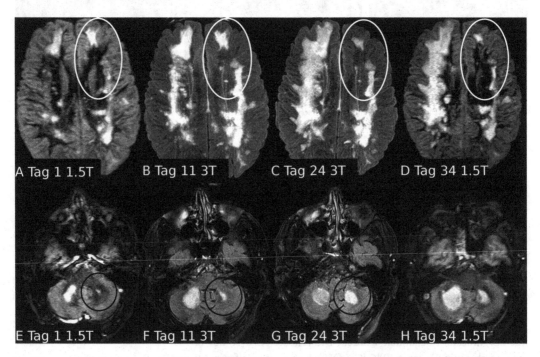

◘ Abb. 25.4   Verlaufsuntersuchungen bis zum 34. Tag nach Diagnosestellung. Es zeigt sich bis zum 24. Tag nach Diagnosestellung eine Zunahme der T2-Läsionen. In der Kontrolluntersuchung am 34. Tag zeigte sich eine leichte Befundkonsolidierung

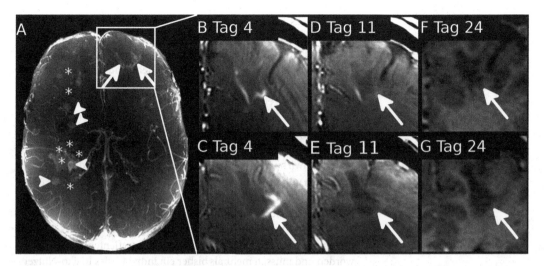

□ **Abb. 25.5** 7 T-Untersuchungen im Verlauf bei IRIS mit Befundbesserung in Bezug auf Gd-affine Läsionen. (Mit freundl. Genehmigung von Prof. Thoralf Niendorf, Berlin Ultrahigh Field Facility [B.U.F.F.], Max Delbrueck Center for Molecular Medicine)

viraler Wirkung gegen RNA- und DNA-Viren, Mefloquine (250 mg initial über 3 Tage und konsekutiv 1-mal/Woche über 6 Monate) und Mirtazapin (60mg /Tag). Zusätzlich wurde Amantadin (300mg /Tag oral) verabreicht, um eine Antriebssteigerung zu bewirken.

Eine MRT-Kontrolle am 34. Tag nach Diagnosestellung ergab keine Befundprogression und die klinische Symptomatik besserte sich. Im Liquor cerebrospinalis fanden sich bei der erneuten Kontrolle 828 Kopien/ml. Der EDSS-Score besserte sich zunächst auf 6.0. Im weiteren Verlauf blieb der Patient komplett pflegebedürftig und benötigte aufgrund seines ausgeprägten Psychosyndroms eine 1:1-Betreuung. Im Rahmen eines Sturzes kam es zu einer Femurhalsfraktur, sodass eine totale Endoprothese des Hüftgelenks (Hüft-TEP) implantiert werden musste.

25.2 Fallanalyse

Multiple Sklerose ist eine chronisch entzündliche Erkrankung des zentralen Nervensystems (ZNS), an der häufig junge Erwachsene leiden (in Deutschland schätzungsweise knapp 200.000 Menschen). Aufgrund der Chronizität kann die Erkrankung zu einem hohen Behinderungsgrad mit deutlicher Verringerung der Lebensqualität führen. Die Pathogenese ist primär T-Zell-vermittelt, auch wenn die genauen Mechanismen unklar sind und im Moment von einer Kombination aus genetischen Faktoren und langjährigen – wahrscheinlich seit Kindheit und Jugend – einwirkenden Umweltfaktoren ausgegangen wird. Dies führt zu einer Änderung der Immuntoleranz und zur Bildung autoreaktiver Lymphozyten gegen das ZNS. Die Lymphozytensuppression oder -modulation, einschließlich der Inhibierung der Penetration von T-Zellen durch die Blut-Hirn-Schranke ist der aktuell übliche Therapieansatz, wenngleich auch die Bedeutung der B-Zellen für die Pathogenese der MS zunehmend akzeptiert ist und in den Therapieansätzen eine wachsende Rolle spielt (Cox et al. 2005; Hill-Cawthorne et al. 2012).

Durch die Zulassung neuer Therapien – insbesondere der monoklonalen Antikörper (Natalizumab und Alemtuzumab), die hochwirksam sind, aber auch behaftet mit schwerwiegenden unerwünschten Nebenwirkungen (PML unter Natalizumab, Schilddrüsenimmunopathien unter Alemtuzumab), hat sich die Therapie der MS deutlich verändert. Die Leitlinien der Deutschen Gesellschaft für Neurologie differenzieren nun zwischen der milden/moderaten und der (hoch-) aktiven Form und unterteilen nicht mehr in Basis- und Eskalationstherapien. Die Behandlungsstrategien sind patientenbezogener geworden und müssen mehr als bisher ein individuelles Risiko-Nutzen-Profil berücksichtigen.

Mit den seit 2011 revidierten McDonald-Kriterien zur Diagnosestellung der MS kann häufig schon nach dem ersten Krankheitsschub die Diagnose gestellt werden (Polman et al. 2011):

- eine kraniale MRT, die eine **Dissemination im Raum** (mindestens eine Läsion in 2 von 4 definierten Hirnregionen) und **in der Zeit** (kontrastmittelaffine = neue Läsionen, nicht Kontrastmittel aufnehmende = alte Läsionen) aufweist;
- Ausschluss einer anderen Ursache.

Weist die erste kraniale MRT keine Dissemination in der Zeit auf, kann die Diagnose neuroradiologisch ohne weiteren Schub durch eine in einem Verlaufs-MRT ohne zeitlichen Mindestabstand neu nachgewiesene Läsion gestellt werden. Die vormals häufiger gestellte Diagnose eines klinisch isolierten Syndroms kann damit früher in die Diagnose einer gesicherten MS überführt werden.

Für die Therapie der hochaktiven MS stehen 3 Substanzen als First-line-Therapie zur Verfügung: Alemtuzumab, Fingolimod und Natalizumab.

Alemtuzumab Alemtuzumab ist ein humanisierter monoklonaler Antikörper und gegen das Zelloberflächenglykoprotein CD52 gerichtet. Bereits nach der ersten Infusion findet eine antikörper- sowie komplementvermittelte Depletion von B- und T-Lymphozyten, aber auch von natürlichen Killerzellen, dendritischen Zellen und Monozyten/Makrophagen statt. Die immunologische Restitution verläuft unterschiedlich rasch:

- bei dendritischen Zellen und Monozyten wenige Wochen,
- bei B-Zellen ca. 3 Monate,
- bei CD8+-Zellen durchschnittlich 30 Monate und
- bei CD4+-Zellen im Median 61 Monate.

MS-Patienten mit schubförmigem Verlauf profitieren in der Erkrankungsphase, wenn eine erhöhte entzündliche Aktivität besteht. In zwei Phase-III-Studien (CARE-MS I und CARE-MS II) konnte ein eindrucksvoller Effekt auf die Schubrate und die Behinderungsprogression nachgewiesen werden (Cohen et al. 2012; Coles et al. 2012).

Alemtuzumab ist seit Oktober 2013 in Europa zugelassen und wird innerhalb von 2 Behandlungszyklen infundiert: Der erste Zyklus wird mit 12 mg/Tag an 5 aufeinander folgenden Tagen durchgeführt, der zweite 12 Monate später an 3 aufeinander folgenden Tagen.

Vor Therapiebeginn müssen eine HIV-Infektion, eine latente oder aktive Tuberkulose und möglichst eine Hepatitis B und C ausgeschlossen werden. Empfehlenswert ist die Bestimmung des Impfstatus, inklusive der Immunität gegen Varizella-Zoster-Virus (VZV). Bei negativem VZV-Titer ist vor Beginn der Therapie eine Immunisierung empfohlen. Folgende serologische Untersuchungen sollten vorab durchgeführt werde: Blutbild einschließlich Differenzialblutbild, Serumkreatinin, Schilddrüsenfunktionstests (tyreoidstimulierendes Hormon, TSH) sowie eine Urinanalyse mit mikroskopischer Sedimentanalyse. Aufgrund erhöhter Herpesinfektionen nach den Infusionen, bedingt durch die Depletion zahlreicher Immunzellen, muss ab Beginn der Infusionen bis 30 Tage nach dem letzten Infusionstag eine Prophylaxe mit Aciclovir (2-mal 200 mg/Tag) durchgeführt werden. An den Infusionstagen 1–3 der beiden Zyklen müssen 1000 mg Methylprednisolon i.v. vorab verabreicht werden. Bis 48 Monate nach der letzten Infusion sind monatliche Bestimmungen des Differenzialblutbildes, des Serumkreatinins, eine Urinanalyse und vierteljährliche TSH-Wert-Bestimmungen durchzuführen. Grund sind unerwünschte Arzneimittelwirkungen unter der Therapie mit Alemtuzumab, die auch noch Jahre nach der letzten Infusion auftraten (Coles et al. 2004):
- in bis zu 36% der Patienten Schilddrüsenautoimmunopathien,
- in ca. 1% eine Alemtuzumab-induzierte thrombozytopenische Purpura und
- in ca. 0,3% ein Goodpasture-Syndrom (Anti-GBM-Glomerulonephritis).

Insgesamt ist die Therapie mit Alemtuzumab hocheffektiv. Es bedarf allerdings einer sehr guten Compliance der Patienten, auch ohne therapeutische Interventionen zuverlässig die Kontrolluntersuchungen durchführen zu lassen, sowie einer klaren Risiko-Nutzen-Abwägung hinsichtlich der möglichen auch schwerwiegenden Nebenwirkungen.

Fingolimod Fingolimod (FTY720) wirkt immunregulatorisch auf Sphingosin-1-Phosphat(S1P)-Rezeptoren (Hiestand et al. 2008). Das in vivo phosphorylierte FTY720P führt zu einer Internalisierung der S1P-Rezeptoren, inhibiert das Heraustreten der T-Lymphozyten aus den Lymphknoten, reduziert so die Anzahl an zirkulierenden autoreaktiven T-Zellen und wirkt über diesen Wirkmechanismus antineuroinflammatorisch (Linker et al. 2008).

Drei große Phase-III-Studien (FREEDOMS I und II sowie TRANSFORMS) erbrachten konsistente Ergebnisse die Hauptparameter Schubratenreduktion, Abnahme der Behinderungsprogression und Reduktion der Hirnatrophie betreffend (Cohen et al. 2010).

Die Substanz wird oral in einer Dosierung von 0,5 mg/Tag verabreicht. An relevanten Nebenwirkungen zeigten sich Erkältungen, Sinusitiden, leichte Kopfschmerzen und gastrointestinale Beschwerden. Medikamentenbezogene charakteristische Nebenwirkungen waren Bradykardie, atrioventrikuläre Reizüberleitungsstörungen am Behandlungsbeginn, Makulaödem, erhöhte Leberenzymwerte und leichte Hypertonie (Kappos et al. 2006). 2013 wurde über das Auftreten eines hämophagozytischen Syndroms berichtet.

Eine ophthalmologische Untersuchung des Augenhintergrundes 3–4 Monate nach Beginn der Therapie mit Fingolimod zum Ausschluss eines Makulaödems wird empfohlen. Bei Diabetikern und Patienten mit Uveitis in der Vorgeschichte werden halbjährliche Untersuchungen des Augenhintergrundes empfohlen. Bei Patienten ohne erhöhtes Risiko für einen Hauttumor ist eine dermatologische Kontrolle nach einem Jahr sinnvoll. Eine 6-stündige Überwachung von Puls und Blutdruck mit EKG vor und am Ende der 6 h ist vorgeschrieben aufgrund möglicher Bradykardien nach Erstgabe. Aufgrund von Todesfällen im Studienprogramm nach reaktiviertem Herpes Zoster ist vor der Ersteinstellung die Bestimmung des VZV-Titers obligat. Ein bedeutsamer Therapieeffekt ist die Lymphozytopenie – unter 200 Lymphozyten/µl muss nach einer zweiten bestätigenden Kontrolle die Einnahme von Fingolimod pausiert werden bis zu einer Erhöhung der Lymphozyten auf mindestens 600/µl, danach kann eine zweite Reexposition erfolgen, die erneute Erstgabe hat jedoch wieder unter kardialem Monitoring zu erfolgen. Unter der Einnahme von Fingolimod muss eine strikte Kontrazeption betrieben werden.

Natalizumab Natalizumab als monoklonaler Antikörper gegen α4-Integrin wird in 4-wöchigen Intervallen in einer Dosis von 300 mg infundiert. Dadurch werden die α4-Integrin-vermittelte Leukozytenadhäsion und damit die Leukozytenmigration durch die Blut-Hirn-Schranke inhibiert und die Leukozytenapoptose durch unter anderem die Modulation der α4-Integrin-Interaktion mit Fibronektin inhibiert (Yednock et al. 1992). In der AFFIRM-Studie ist Natalizumab in der Behandlung der schubförmigen MS hocheffizient bezogen auf die beiden primären Endpunkte Reduktion der Schubrate und Behinderungsprogression über 2 Jahre (Polman et al. 2006).

In der Anwendung der Substanz zeigte sich, dass die Ausweitung der Therapieindikation von dem Auftreten einer PML mit der Folge schwerer kortikaler Schäden durch den JC-Virus und daraus resultierendem Tod (21%) oder sehr schwerer Behinderung (40%) limitiert ist.

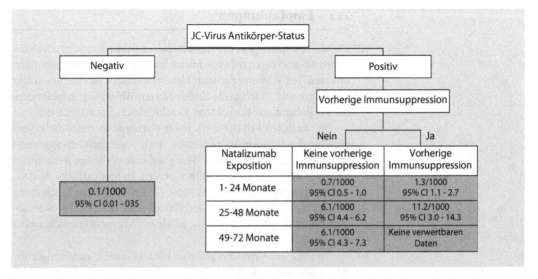

Abb. 25.6 PML-Risiko bei Behandlung mit Natalizumab in Abhängigkeit eines positiven JC-Virus Antikörper-Nachweises, vorhergehender Immunsuppression und Behandlungsdauer

Über 500 Fälle einer PML unter Natalizumab sind weltweit bisher gemeldet. Das PML-Risiko steigt nach einer Behandlungsdauer von über 2 Jahren deutlich an (■ Abb. 25.6). Die Behandlungsdauer, ein positiver JCV-Antikörper-Titer (als Zeichen einer zurückliegenden, in der Regel klinisch nicht apparenten Infektion) sowie die Anamnese bezogen auf immunsuppressive Vortherapien (z. B. Mitoxantron) beeinflussen das PML-Risiko maßgeblich, sodass Risikounterschiede zwischen 1:90 im ungünstigsten Fall und <1:10.000 im günstigsten Fall bestehen (Gorelik et al. 2010). Ob die Höhe des JCV-Antikörper-Titers oder die Veränderung der Expression anderer Zelloberflächenmarker eine bessere Risikostratifizierung erlauben, ist Gegenstand intensiver Forschungsbemühungen. Weitere Nebenwirkungen unter Natalizumab können allergische Infusionsreaktionen sein.

— Blutbild- und Leberwertkontrollen sollen in regelmäßigen Abständen, mindestens alle 3 Monate erfolgen.
— Auch sollten die JCV-Antikörper-Titer auch bei initialer Negativität wiederholt kontrolliert werden, da – wie im geschilderten Fall – eine Konversion auftreten kann.
— Eine kraniale MRT-Kontrolle sollte alle 6 Monate erfolgen – im Falle einer Behandlung über 2 Jahre hinaus und positivem JCV-Antikörper-Titer sind auch 3-monatige MRT-Kontrollen gerechtfertigt.

25.3   Empfehlungen

Durch die Zulassung neuer Substanzen zur Behandlung der schubförmigen MS und deren teilweise hochselektivem Wirkansatz verbunden mit zum Teil schwerwiegenden Nebenwirkungen ist eine besonders sorgfältige und individuelle Risiko-Nutzen-Abwägung insbesondere bei der Behandlung hochaktiver Krankheitsverläufe erforderlich.

Im speziellen Fall der PML unter Natalizumab muss die Untersuchung des JCV-Antikörper-Titers (auch wiederholt) erfolgen und eine sorgfältige Anamnese in Bezug auf eine vorherige immunsuppressive Behandlung durchgeführt werden. In regelmäßigen Abständen (spätestens nach 2 Jahren) muss die Indikation zur Fortsetzung der Therapie überprüft und der Patient über das mit der Behandlungsdauer zunehmende Risiko, an einer PML zu erkranken, informiert werden.

Im Falle des Verdachts auf eine PML können Diagnosealgorithmen sinnvoll sein (◘ Abb. 25.7).

Eine evidenzbasierte Therapie der PML ist bisher nicht bekannt – einzelne Fallberichte propagieren die initiale Plasmaseparation kombiniert mit hochdosierten Methylprednisolon-Gaben zur Behandlung des IRIS und die Gabe von Mefloquine und Mirtazapin (Dahlhaus et al. 2013).

> **Merksätze**
> - Hochselektive Therapien der MS erfordern eine sorgfältige Risiko-Nutzen-Stratifizierung.
> - Die Leitlinien der Deutschen Gesellschaft für Neurologie differenzieren nun zwischen der milden/moderaten und der (hoch-)aktiven Form und unterteilen nicht mehr in Basis- und Eskalationstherapie.
> - Insgesamt ist die Therapie mit Alemtuzumab hocheffektiv. Es bedarf allerdings einer sehr guten Compliance der Patienten, auch ohne therapeutische Interventionen zuverlässig die Kontrolluntersuchungen durchführen zu lassen.
> - In der Anwendung von Natalizumab zeigte sich, dass die Ausweitung der Therapieindikation von dem Auftreten einer PML mit der Folge schwerer kortikaler Schäden durch den JC-Virus und daraus resultierendem Tod (21%) oder sehr schwerer Behinderung (40%) limitiert ist.
> - Eine evidenzbasierte Therapie der PML ist bisher nicht bekannt – einzelne Fallberichte propagieren die initiale Plasmaseparation kombiniert mit hochdosierten Methylprednisolon-Gaben zur Behandlung des IRIS und die Gabe von Mefloquine und Mirtazapin.

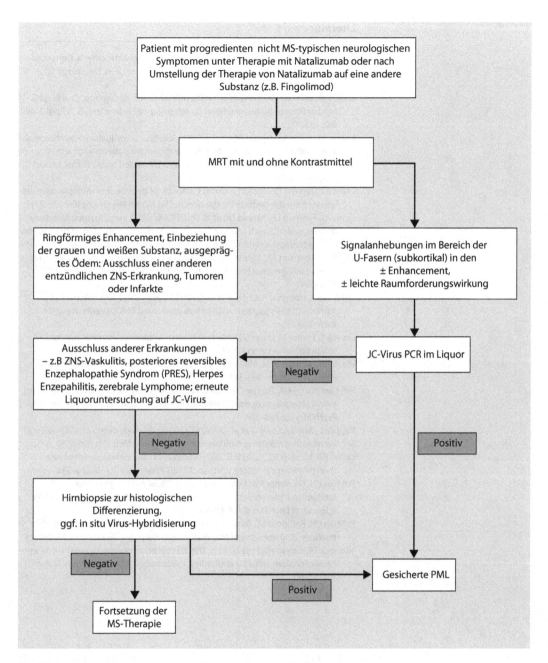

Abb. 25.7 Algorithmus zur Diagnose einer PML. (Adaptiert nach Berger 2013)

Literatur

Berger JR, Aksamit AJ, Clifford DB et al. (2013) PML diagnostic criteria. Consense statement from the AAN neuroinfectious disease section. Neurology 80: 1430–1438

Cohen JA, Barkhof F, Comi G et al. (2010) TRANSFORMS studygroup: Oral fingolimod or intramuscular interferon for relapsing multiple sclerosis. N Engl J Med 362: 402–415

Cohen JA, Coles AJ, Arnold DL et al. (2012) CARE-MS-I investigators: Alemtuzumab versus interferon-beta-1a as first-line treatment for patients with relapsing-remitting Multiple Sclerosis: a randomized controlled phase III trial. Lancet 380: 1819–1828

Coles AJ, Deans J, Compston A (2004) Campath-1H treatment of multiple sclerosis lesions from the bedside for the bench. Clin Neurol Neurosurg 106: 270–274

Coles AJ, Twyman CL, Arnold DL et al. (2012) CARE-MS-II investigators: Alemtuzumab for patients with relapsing-remitting Multiple Sclerosis after disease-modifying therapy: a randomized controlled phase III trial. Lancet 380: 1829–1839

Cox AL, Thompson SA, Jones JL et al. (2005) Lymphocyte homeostasis following therapeutic lymphocyte depletion in Multiple Sclerosis. Eur J Immunol 35: 3332–3342

Dahlhaus S, Hoepner R, Chan A et al. (2013) Disease course and outcome of 15 monocentrically treated natalizumab-associated PML patients. JNNP 84: 1068–1074

Gorelik L, Lerner M, Bixler S (2010) Anti-JC virus antibodies: implications for PML risk stratification. Ann Neurol 68: 295–303

Hiestand PC, Rausch M, Meier DP et al. (2008) S1P receptor modulator FTY720. Prog Drug Res 66: 363–381

Hill-Cawthorne GA, Button T, Tuohy O et al. (2012) Long term lymphocyte reconstitution after alemtuzumab treatment of Multiple Sclerosis. J Neurol Neurosurg Psychiatry 83: 298–304

Kappos L, Antel J, Comi G et al. (2006) FTY720 D2201 study group. Oral fingolimod for relapsing remitting multiple sclerosis. N Engl J Med 355: 1124–1140

Linker RA, Kieseier BC, Gold R (2008) Identification and development of new therapeutics for multiple sclerosis. Trends Pharmacol Sci 29: 626–635

Polman CH, O'Connor PW, Hawrdova E et al. (2006) AFFIRM investigators. A randomized, placebo-controlled trial of natalizumab for relapsing multiple sclerosis. N Engl J Med 354: 899–910

Polman CH, Reingold SC, Banwell B et al. (2011) Diagnostic criteria for multiple sclerosis: 2010 revisions of the McDonald criteria. Ann Neurol 69: 292–302

Yednock TA, Cannon C, Fritz LC et al. (1992) Prevention of experimental autoimmune encephalomyelitis by antibodies against alpha 4 beta 1 integrin. Nature 356: 63–66

Medikamenteninduzierte Verschlechterung einer Myasthenie

J. P. Sieb

F. Block (Hrsg), *Komplikationen in der Neurologie*,
DOI 10.1007/978-3-662-47880-6_26, © Springer-Verlag Berlin Heidelberg 2016

26.1   Falldarstellung

■ Anamnese

Die 73-jährige Frau K. stellte sich notfallmäßig bei uns vor. Bereits 2 Jahre zuvor war sie aufgrund einer Anti-Acetylcholinrezeptor-Antikörper-positiven Myasthenie von uns stationär behandelt worden. Damals hatte eine deutliche Muskelschwäche insbesondere oropharyngeal bestanden. Innerhalb von 12 Wochen hatte sich diese Muskelschwäche mit oropharyngealem Schwerpunkt entwickelt. Eine Therapie mit der i.v.-Gabe von Immunglobulinen über 5 Tage in einer Gesamtdosis von 2 g/kg KG wurde eingeleitet. Weiterhin erhielt sie in der Dauermedikation Azathioprin 2 mg/kg KG zunächst kombiniert mit Prednisolon, wobei hier stationär eine allmähliche Eindosierung über 2 Wochen bis zu einer Tagesdosis von 30 mg erfolgt war. Weiterhin erhielt sie Pyridostigminbromid 4-mal 60 mg täglich.

Der weitere Verlauf war zunächst günstig. Die Prednisolon-Medikation konnte innerhalb von 4 Monaten abdosiert werden. Angebotene ambulante Kontrolltermine hatte sie dann nicht mehr wahrgenommen und die Azathioprin-Medikation wurde nach 12 Monaten hausärztlich abgesetzt. Aktuell nahm sie gegen die Myasthenie lediglich noch Pyridostigminbromid 4-mal 60 mg täglich.

Anlass für die notfallmäßige Wiedervorstellung war eine erneut einsetzende Schluckstörung. Seit ca. 3 Monaten registrierte sie wiederum eine Abnahme ihrer körperlichen Leistungsfähigkeit. Die Arme und Beine würden zunehmend schwächer und sie könne immer schlechter ihre Hausarbeit bewältigen. Aktuell sei es seit einigen Tagen zu einer weiteren Verschlechterung gekommen. Sie habe wie schon häufiger eine »Blasenentzündung« entwickelt und die Vertretung ihres Hausarztes habe ihr vor 2 Tagen Ciprofloxacin 2-mal 250 mg verschrieben. Nun habe sie den Eindruck, dass die Myasthenie sich massiv verschlechtere. Erstmals habe sie am Vorabend wiederum eine Schwäche beim Kauen und Schlucken registriert. Sie sei deshalb sehr in Sorge.

■ Verlauf

Die körperliche Untersuchung am frühen Nachmittag ergab wiederum das Bild einer generalisierten Myasthenie mit einer Dysarthrie. Aufgrund der Schluckstörung erfolgte die umgehende stationäre Aufnahme zunächst in unserem Intermediate-Care-Bereich. Die Antibiose wurde auf Cefuroxim umgestellt. Zur Kriseninterventionwurde bereits am Tag nach der Aufnahme erneut mit einer i.v.-Immunglobulin-Therapie mit einer Tagesdosis von 0,4 g/kg KG begonnen. Darunter kam es rasch zu einer Besserung in den folgenden Tagen. Wiederum wurde eine immunsuppressive Therapie beginnend mit 10 mg Prednisolon/Tag eingeleitet und um Azathioprin ergänzt. Zehn Tage später war bei einer deutlichen Besserung die Entlassung aus der stationären Behandlung wieder möglich.

26.2 Fallanalyse

Hier wurde die weitere Verschlechterung einer myasthenen Schwäche durch eine Antibiose mit Ciprofloxacin ausgelöst. Dies ist eine gut bekannte Folgewirkung von Ciprofloxacin und der anderen Gyrasehemmer.

Bei Frau K. hatte die Akzentuierung der Myasthenie sich jedoch bereits in den Wochen vorab angekündigt. Hausärztlich war die notwendige Immunsuppression mit Azathioprin vor ca. 12 Monaten abgesetzt worden. Der Hausarzt hatte bei der erreichten Beschwerdefreiheit nicht mehr die Notwendigkeit gesehen, die Immunsuppression zur Krankheitskontrolle fortzuführen.

Günstig war sicher, dass sich die Patientin dann bei der deutlichen Schwäche ohne Verzug bei uns vorstellte. Retrospektiv kann nicht sicher beurteilt werden, ob der sehr rasche Einsatz von Immunglobulinen hier tatsächlich notwendig war. Unbedingt wollte man eine möglichst rasche Besserung erreichen. Richtig war, dass bei der gegebenen Schluckstörung mit der Prednisolon-Therapie nur vorsichtig begonnen wurde und zwar mit einer Tagesdosis von 10 mg, um eine Verschlechterung der Myasthenie in der Initialphase einer Glukokortikosteroid-Therapie zu vermeiden. Von einer solch geringen Prednisolon-Dosis kann jedoch kein ausreichender Therapieeffekt erwartet werden. Unbedingt sollte bei Myasthenie-Patienten therapeutisch alles getan werden, um den Eintritt einer Intubationspflicht zu vermeiden.

26.3 Empfehlungen

Die Zusammenstellung myasthenieverstärkender Medikamente in ◘ Tab. 26.1 erhebt keinen Anspruch auf Vollständigkeit. Grundsätzlich muss bei Patienten mit einer Myasthenie oder einer anderen Störung der neuromuskulären Signalübertragung, wie dem Lambert-Eaton-Syndrom, jegliche neue Medikation vorsichtig und nach Abschätzung des jeweiligen Risiko-Nutzen-Verhältnisses begonnen werden.

Aus unserer Sicht sollte lediglich die Gabe von
- d-Penicillamin und
- Interferonen

unbedingt vermieden werden, da es durch die Medikamente immunologisch zu einer Myasthenie-Induktion kommen kann. Der Einsatz der folgenden Medikamente muss nach unserer Erfahrung besonders vorsichtig erfolgen:
- Ein besonders hohes Risiko besteht bei der Antibiotika-Therapie mit Aminoglykosiden, Gyrasehemmern und Telithromycin als Makrolid-Antibiotikum (Jones et al. 2011). Dadurch kann sogar eine myasthene Krise mit Beatmungspflicht induziert werden. Dagegen sind Cephalosporine bei der Myasthenie sicher.

▣ **Tab. 26.1** Zusammenstellung von Medikamenten, deren Einsatz nach Literaturangaben die Symptome einer Myasthenia gravis verstärken kann (Köhler u. Sieb 2012; Sieb 1998b)

Antibiotika	– Aminoglykoside – Ampicillin – Clindamycin, Lincomycin – Colistin, Polymyxin B – Fluorochinolone (Gyrasehemmer): z. B. Ciprofloxacin, Levofloxacin, Moxifloxacin, Ofloxacin, Pefloxacin – Imipenem/Cilastatin – Makrolide: Azithromycin, Telithromycin Erythromycin – Tetrazykline
Kardiovaskuläre Medikamente	– Antiarrhythmika: Bretylium[a], Chinidin, Procainamid – β-Blocker – Kalziumkanalblocker: Verapamil – Trimethaphan[a] – Dipyridamol (kann Anticholinesterase-Effekt von Cholinesterasehemmern aufheben und dadurch möglicherweise eine Myasthenia gravis verstärken)
Antirheumatika	– Chloroquin – Etanercept (widersprüchliche Angaben) – D-Penicillamin (Myasthenie-Induktion)
Zentralnervös wirksame Medikamente	– Antikonvulsiva: Diphenylhydantoin, Gabapentin (kein Fallbericht bislang zu Pregabalin), Mephenytoin[a], Trimethadion[a] – Barbiturate (atmungsdepressorisch) – Benzodiazepine (atmungsdepressorisch) – Chlorpromazin – Muskarinrezeptorantagonisten (myasthenieverstärkender Effekt sehr fraglich): Trihexyphenidyl – Lithium
Hormone	– Östrogen, Progesteron – Glukokortikosteroide (bei Therapiebeginn) – Schilddrüsenhormone
Anästhetika	– Methoxyfluran – Lokalanästhetika vom Estertyp
Varia	– Aprotinin – Botulinumtoxin – D,L-Carnitin[a] (nicht L-Carnitin) – Cetirizin (2 Fallberichte) – Chinin (in relevanter Menge auch in Bitterlimonaden wie »Tonic Water«) – Citratinduzierte Hypokalzämie – Diuretika über eine Hypokaliämie – Emetin[a] – Glatirameracetat (1 Fallbericht) – Imiquimod – Interferon-α, -β-1b – Jodhaltige Kontrastmittel – Magnesium (auch nicht bei Muskelkrämpfen im Rahmen einer Acetylcholinesteraseinhibitor-Einnahme) – Muskelrelaxanzien – Nikotin-Membranpflaster – Statine – Tandutinib[a] (experimentelles Zytostatikum) – Tiopronin

[a] Kein Handelspräparat in Deutschland.

- Weiterhin besteht ein erhebliches Risiko bei Chloroquin, Chinin und dessen Stereoisomer Chinidin.
- Selbstredend reagieren Myasthenie-Patienten besonders empfindlich auf Muskelrelaxanzien, sodass gelegentlich erst die dadurch bewirkte Akzentuierung einer myasthenen Symptomatik zur Diagnose einer bis dahin nicht diagnostizierten Myasthenie während einer intensivmedizinischen Behandlung führt.
- Initial in den ersten Tagen einer höher dosierten Therapie mit Glukokortikosteroiden wird nicht selten eine Myasthenie-Verschlechterung beobachtet, weshalb sich eine vorsichtige und individuell angepasste Eindosierung empfiehlt.

Bei anderen der in ◘ Tab. 26.1 aufgelisteten Medikamente ist der Effekt auf die Myasthenie häufig nur wenig ausgeprägt. Dies gilt beispielsweise für die Statine. Statine sollen nach einer retrospektiven Erhebung bei ca. 10% der Patienten eine Akzentuierung der Myasthenie zumeist in den ersten Tagen oder Wochen der Medikation induzieren und zwar unabhängig von der Myasthenie-Erkrankung, dem eingesetzten Statin oder dem Auftreten von statininduzierten Myalgien (Oh et al. 2008). Sie wirken mutmaßlich wie die Glukokortikosteroide nicht direkt auf die neuromuskuläre Signalübertragung, sondern können aufgrund ihrer immunmodulatorischen Effekte eine Myasthenie verstärken. Gyrasehemmer blockieren dagegen direkt die neuromuskuläre Signalübertragung (Sieb et al. 1996; Sieb 1998a).

Myasthenie-Patienten müssen eingehend informiert werden, wenn man sich therapeutisch zum Einsatz eines myasthenieverstärkenden Medikaments entschließen sollte. Häufig sind sie und ihre Angehörigen in dieser Situation überaus beunruhigt, da in Patientenmaterial unterschiedlicher Herkunft intensiv vor Arzneimittelrisiken bei der Myasthenie gewarnt wird.

Merksätze

- Das Risiko einer medikamenteninduzierten Verschlechterung einer Myasthenia gravis wird häufig überschätzt. Bei stabiler Myasthenie ist der Einsatz von myasthenieverstärkenden Medikamenten häufig unproblematisch. Ihr Einsatz ist jedoch eine erhebliche Gefahr insbesondere für Patienten mit einer oropharyngealen Schwäche in der Situation der Präkrise vor der Beatmungspflicht.
- Ein breites Spektrum von Medikamenten kann eine myasthene Schwäche akzentuierten (◘ Tab. 26.1). Besondere Vorsicht ist bei der Antibiotika-Auswahl geboten, da Infekte an sich bereits häufig mit einer Myasthenie-Verschlechterung einhergehen.
- Cephalosporine sind bei der Myasthenie sicher.

Literatur

Jones SC, Sorbello A et al. (2011) Fluoroquinolone-associated myasthenia gravis exacerbation: evaluation of postmarketing reports from the US FDA adverse event reporting system and a literature review. Drug Saf 34: 839–847

Köhler W, Sieb JP (2012) Myasthenia gravis, 4 ed. UNI-MED, Bremen

Oh SJ, Dhall R et al. (2008) Statins may aggravate myasthenia gravis. Muscle Nerve 38: 1101–1107

Sieb JP (1998a) Fluoroquinoline antibiotics block neuromuscular transmission. Neurology 50: 804–807

Sieb JP (1998b) Rote Liste: unzureichende Warnhinweise für die Pharmakotherapie bei Myasthenia gravis. Z Allg Med 74: 907–910

Sieb JP, Milone M et al. (1996) Effects of the quinoline derivatives quinine, quinidine, and chloroquine on neuromuscular transmission. Brain Res 712: 179–189

26

Serviceteil

F. Block (Hrsg), *Komplikationen in der Neurologie*,
DOI 10.1007/978-3-662-47880-6, © Springer-Verlag Berlin Heidelberg 2016

Stichwortverzeichnis

Printed in the United States
By Bookmasters